儿童健康成长，关注视力保护

黄希勇 主编

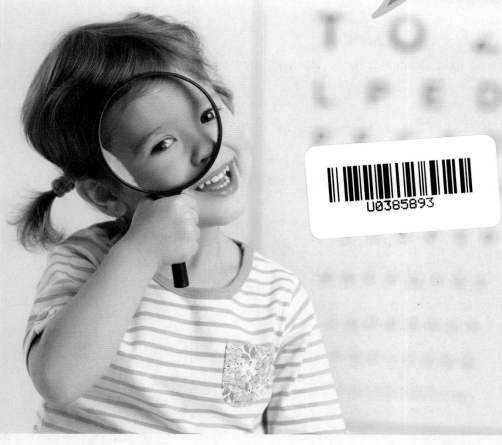

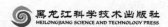

黑龙江科学技术出版社
HEILONGJIANG SCIENCE AND TECHNOLOGY PRESS

图书在版编目（CIP）数据

　　儿童健康成长，关注视力保护 / 黄希勇主编 . -- 哈
尔滨：黑龙江科学技术出版社，2019.1
　　ISBN 978-7-5388-9885-9

　　Ⅰ．①儿… Ⅱ．①黄… Ⅲ．①儿童－视力保护 Ⅳ．
① R779.7

中国版本图书馆 CIP 数据核字 (2018) 第 251912 号

儿童健康成长，关注视力保护

ERTONG JIANKANG CHENGZHANG，GUANZHU SHILI BAOHU

作　　者	黄希勇	
项目总监	薛方闻	
责任编辑	李欣育	
策　　划	深圳市金版文化发展股份有限公司	
封面设计	深圳市金版文化发展股份有限公司	
出　　版	黑龙江科学技术出版社	
	地址：哈尔滨市南岗区公安街 70-2 号　　邮编：150007	
	电话：（0451）53642106　传真：（0451）53642143	
	网址：www.lkcbs.cn	
发　　行	全国新华书店	
印　　刷	深圳市雅佳图印刷有限公司	
开　　本	723 mm × 1020 mm　1/16	
印　　张	12	
字　　数	200 千字	
版　　次	2019 年 1 月第 1 版	
印　　次	2019 年 1 月第 1 次印刷	
书　　号	ISBN 978-7-5388-9885-9	
定　　价	39.80 元	

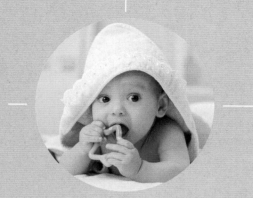

前
Preface
言

　　在看见某个人的那一刻，我们会认定他（她）将会是自己一生的伴侣；在看见日出的瞬间，我们会期待清晨的到来，期待接下来美好的一天；如果看见某个人的笑容，我们自己也会变得开心；看到父母头上的白发，我们会变得更加珍惜亲情、珍惜人生……

　　眼睛总会带给我们无尽的梦想和希望，让我们体验到人世间美好而幸福的事情。然而，如今越来越多的视力问题正在困扰着我们，且低龄化现象越来越严重，中小学生中患近视、散光等眼病的比例越来越高。视力不良不仅困扰着孩子的生活，影响孩子的学习和性格，甚至会限制孩子未来的人生发展。

　　到底是什么催生了孩子的"恶"视力？"电子保姆""低头族"等生活模式估计脱不了干系，不正确的用眼习惯和不健康的用眼环境肯定也影响颇多。那么，如何才能让我们的小天使从小就拥有一双明亮的眼睛，能够体验这个丰富而美好的世界呢？

　　《儿童健康成长，关注视力保护》正是因此而生。全书通过浅显的解说和插图等辅助说明，帮助读者初步了解眼睛与视力等抽象概念。在此基础上，解析可能会损伤孩子视力的各种内因和外因，并指导家长和学校科学规避这些危险因素。书中重点介绍了科学护眼的方法，包括帮助孩子培养良好的用眼习惯、为孩子塑造良好的用眼环境、督促孩子每天做眼保健操、对症训练孩子的视力、科学验光与配戴眼镜、手术治疗等，只要用对方法，并坚持下去，就能有效保护孩子的视力。另外，对处于生长发育期的儿童来说，饮食营养对视力的影响也不可忽视。多吃对眼睛有益的食材，养成良好的膳食习惯，将给孩子的视力健康存一份升值"保险"。

　　从现在开始，关注孩子的视力健康，不要让世界在孩子的眼中变得模糊，让孩子有一双明亮而健康的双眸吧！

目录 | Contents

Part 1 学习基础常识，关注孩子双眼视力

一、探究眼睛里的小秘密 002

1. 揭开眼睛的神秘面纱 002
2. 会说话的眼睛 004
3. 眨眼的秘密 005
4. 眉毛和睫毛是眼睛的保护神 006
5. 眼泪可以洗涤眼睛 007

二、探寻视力的奥秘 009

1. 探索人眼看世界的原理 009
2. 大脑与视力的关系 010
3. 视觉发育是如何开始的 012
4. 传统视力概念的误区 014

三、眼部健康与视力状况检查 017

1. 视力检查，从娃娃抓起 017
2. 视力好坏由屈光状态来决定 018
3. 用验光来判断孩子眼睛的屈光状态 018
4. 看懂视力检查记录 020
5. 孩子视力检查结果的意义 021

四、弄懂关于眼睛的专有名词 022

1. 正视眼 022
2. 近视眼 022
3. 远视眼 024
4. 散光眼 025
5. 斜视眼 026
6. 弱视眼 028
7. 低视力和儿童盲 029

Part 2 远离危险诱因，规避孩子视力损伤

一、屏幕时代催生"恶"视力 032
1. 又爱又恨的"电子保姆" 032
2. 屏幕光害知多少 033
3. 屏幕时代的护眼之道 034
4. 电子屏幕的安全用法 035

二、眼外伤"牵连"视力问题 036
1. 小孩子更易发生眼外伤 036
2. 眼睛出血父母巧处理 037
3. 眼睛进异物，千万别揉眼 038
4. 别让孩子玩玩具枪 039
5. 眼眶骨折有什么后果 040
6. 视神经挫伤的表现与处理 040
7. 燃放烟花爆竹要避免眼炸伤 040

三、远离视觉不良，避免视力损伤 042
1. 影响孩子视觉发育的主要因素 042
2. 先天性眼病的形成 043
3. 胎儿也需要"养眼" 044
4. 眼保健从新生儿做起 045
5. 童年是改善视觉的关键期 046
6. 家长要密切关注孩子的视觉状况 047
7. 这些孩子是潜在的近视高发群体 049
8. 帮助孩子顺利度过近视高发期 049

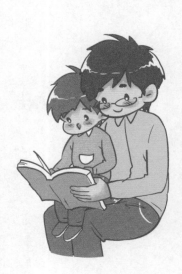

一、改变用眼坏习惯，拯救视力很容易 052

1. 培养孩子良好的用眼习惯 052

2. 正确的读写姿势很重要 053

3. 给孩子准备合适的桌椅 053

4. 避开三个不宜看书的时机 054

5. 孩子学习的时间不能太长 055

6. 孩子的读物应选择柔和的色调 055

7. 用彩色装扮孩子的房间 056

8. 眼睛喜爱光明的世界 056

9. 为孩子的眼睛"减负" 057

10. 眼睛喜欢亲近大自然 057

二、眼睛做做小运动，改善视力不发愁 058

1. 眼保健操 058

2. 闭上眼睛来做操 060

3. 用瑜伽来护眼 062

4. 视觉训练防治视力不良 068

5. 按摩穴位，矫正视力 073

6. 眼球运动提高眼睛活力 081

7. 大脑游戏为视觉成像添活力 084

8. 采用色彩游戏进行视觉刺激 087

三、解决问题要对症，视力训练多练习 090

1. 贝茨视觉训练法适用于假性近视 090

2. 远眺法和雾视法可改善假性近视 091

3. 眼球运动游戏治疗近视 092

4. 让近视的孩子放飞心情 092

5. 近视治疗仪不能治愈真性近视 093

6. 假性近视的自然疗法 094

7. 假性近视可以做手指操 094

8. 晶状体运动操缓解假性近视　095

9. 摇摆小球训练远视眼　096

10. 用游戏改善远视　096

11. 图案排列训练治疗散光　097

12. 针对斜视的训练　098

13. 改善斜视的眼罩法　098

14. 单眼弱视力的训练法　098

15. 用视觉刺激训练改善弱视　099

四、科学验光戴眼镜，提高视力少担忧　100

1. 光学矫正法　100

2. 配镜治疗与提升视力的关系　100

3. 电脑验光不可全信　100

4. 散瞳验光的方式及注意事项　102

5. 验光时眼睛应处于良好状态　104

6. 怎么把握眼镜的度数　104

7. 掌握正确的试戴方法　105

8. 镜片、镜架的种类与挑选　105

9. 新眼镜的适应期　106

10. 孩子戴眼镜的注意事项　107

11. 眼镜的使用与护理　108

五、手术治疗，恢复视力的另一种选择　110

1. 近视眼孩子慎选手术治疗　110

2. 认识角膜屈光手术　111

3. 了解后巩膜加固术　112

4. 什么是透明晶状体摘除术　112

5. 斜视手术治疗的原理　112

6. 把握治疗斜视的手术时机　113

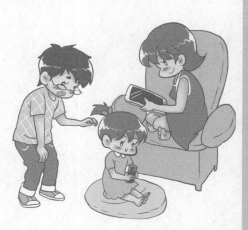

一、饮食调养，"吃"出来的护眼秘籍 116

　　1. 平衡膳食，吃出明亮双眸 116

　　2. 选对营养素，让孩子的眼睛更明亮 117

　　3. 改善"脑内视力"，饮食来帮忙 121

　　4. 培养有益视力的饮食习惯 122

二、护眼食材推荐 124

黑米 124

黑豆 124

绿豆 124

红薯 125

山药 125

豆腐 125

扁豆 125

玉米 126

南瓜 126

胡萝卜 126

黄瓜 126

苦瓜 127

莴笋 127

紫甘蓝 127

上海青 127

生菜 128

菠菜 128

茼蒿 128

西蓝花 128

芥蓝 129

黄豆芽 129

豌豆苗 129

香菇 129

紫菜 130

海带 130

猪瘦肉 130

猪肝 130

鸡肉 131

鸡肝 131

鸡蛋 131

鸭蛋 131

鲤鱼 132

黄鱼 132

草鱼 132

鳝鱼 132

三文鱼　133

牡蛎　133

虾　133

桑葚　133

樱桃　134

橙子　134

番石榴　134

香蕉　134

柠檬　135

蓝莓　135

草莓　135

葡萄　135

枇杷　136

榛子　136

杏仁　136

黑芝麻　136

枸杞　137

决明子　137

菊花　137

牛奶　137

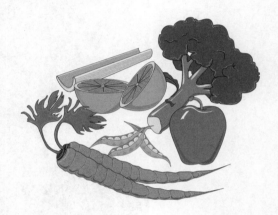

三、护眼食疗方，轻松击退各类眼疾　138

1. 近视　138

2. 斜视　146

3. 弱视　152

4. 沙眼　158

5. 干眼症　164

6. 红眼病　170

7. 夜盲症　176

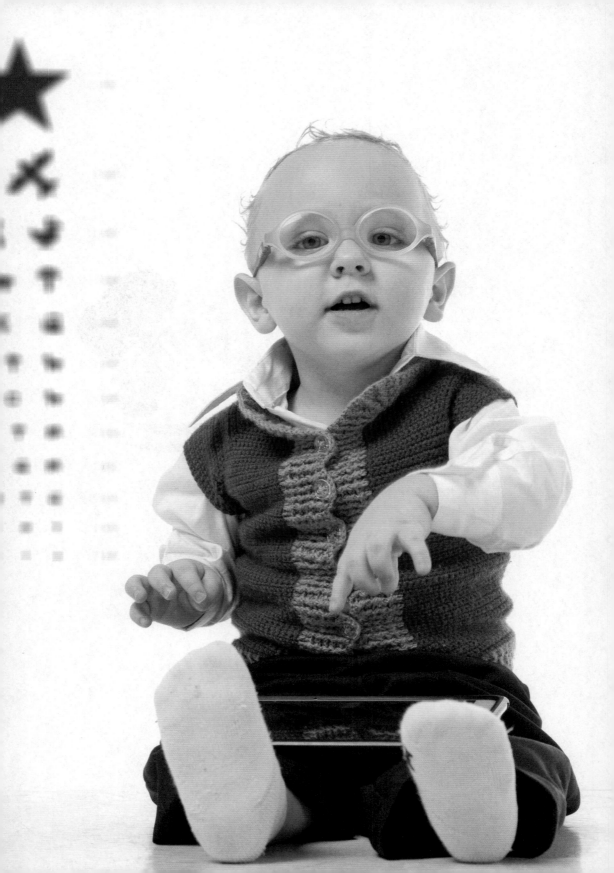

Part 1

学习基础常识，
关注孩子双眼视力

调查显示，我国青少年中近视的人数正在逐年增加，且低龄化现象越来越严重，越来越多的"恶"视力正在侵袭着孩子的健康。了解眼睛的基础知识，探寻视力的奥秘，可以帮助我们更好地呵护年青一代的健康，让孩子拥有快乐而明亮的童年。

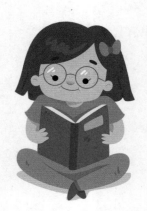

一 探究眼睛里的小·秘密

人生到处有风景，只要你有一双发现的眼睛。眼睛不仅可以看到世界丰富多彩的景物，还能看到温馨甜蜜的场面，这些美好事物的获得，都是因为你拥有眼睛。让我们一起来探究有关眼睛的小秘密吧！

1. 揭开眼睛的神秘面纱

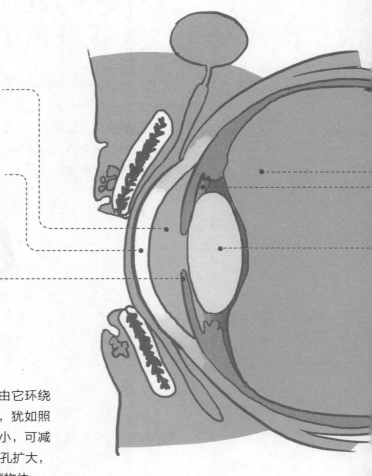

前房： 角膜后、虹膜前的空间。

角膜： 俗称黑眼珠，是位于眼球最前方的透明组织，是光线送入眼睛的窗口，相当于照相机的镜头。

虹膜： 精致而灵巧的膜状物，由它环绕而成的幽深"井口"，叫瞳孔，犹如照相机里的光圈。强光下瞳孔缩小，可减少光线对眼睛的刺激。弱光下瞳孔扩大，增加进入眼内的光线，帮助看清物体。

玻璃体： 填充在晶状体后面的透明的凝胶样物质，能维持正常眼压。

后房： 虹膜后、晶状体前的空间，前房和后房内充满了房水，既能维持必要的眼压，还可为眼睛提供营养。

晶状体： 在后房房水里的一枚晶莹剔透的水晶体叫作晶状体。它由四周的悬韧带悬挂在睫状肌上，就像好的照相机拥有可调焦镜头，可以随被拍物距离的远近随意伸出或缩进。晶状体犹如照相机里可调节焦距的镜头，也会根据所看物体距离的远近，通过睫状肌的收缩和舒张，有弹性地变凸或变平，使视网膜上形成清晰的焦点。晶状体的调节可在顷刻之间迅速而灵敏地完成。

巩膜： 眼球外围的白色部分，是眼球壁的最外一层，由致密的胶原纤维和弹性纤维构成，质地坚硬，呈瓷白色，并有少量血管。巩膜约占眼球总面积的 30%，前面与角膜相连，后面与视神经硬膜鞘相连。

视网膜： 眼球壁的内层，也叫眼底，分布着很多视神经细胞，包括视锥细胞和视杆细胞。视锥细胞大多集中在黄斑处，主管明光下的视力和色觉；黄斑以外区域的是视杆细胞，管理视野和暗光视力。视网膜恰如照相机中的底片，外界物体都在视网膜上聚焦成像。

2 会说话的眼睛

艺术大师达·芬奇说过："眼睛是心灵的窗户。"相比较嘴巴、鼻子等其他器官，眼睛以其特有的结构和本能占据五官之首，它就像是大脑开向外界的一扇窗，不仅接收外界各种丰富的信息，肩负着视觉器官的"本职工作"，还

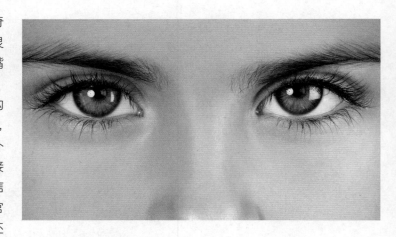

可以表达人的丰富情感，是心灵了解外界并交换信息的重要渠道。

情绪的传递

眼睛是可爱的，也是精巧绝伦的。在我们高兴的时候，它就像弯弯的小月牙，悬挂在脸上，显得格外美丽、好看。在我们悲伤的时候，它会迸射出哀伤的因子，悬挂在脸上，如果此时流出苦涩的明珠，那将会把悲伤的氛围推向高潮。

眼睛很锐利，也很有杀伤力。在我们快乐的时候，它会变得温和、自如，使他人感到一种莫名的温暖。在我们生气、愤怒的时候，它会变得很大，就像突起的山峰，尖锐锋利，直插在你胸口，使他人感到恐惧、害怕。

无声的交流

眼睛是神秘莫测的。它好像与同伴之间只需要对视，双方就会知道对方想要传达的信息。它增强了人们内心的探测力，使双方互相了解、彼此互依，使其更加默契，同时又为人们察言观色增添魔力，提高人的"眼技"。

外泄的秘密

当然，这一扇心灵的窗户不仅仅只能传递以上信息。如果你能好好地观察眼睛，就会发现，瞳孔的大小会跟着情绪的变化而变化，如令人欣喜的刺激会使瞳孔放大，令人厌恶的刺激能使瞳孔缩小。此外，眼球的转动可以显示你正在进行思维活动，半闭着双眼可能显示着你对交谈者很轻狂傲慢，而来自相爱之人的凝视则"此时无声胜有声"。是的，我们的眼睛会说话。

3 眨眼的秘密

眨眼是一种生理性反射运动，医学上称为瞬目运动。正常人平均每分钟要眨眼十几次，通常 2 ~ 8 秒就要眨眼一次，每次眨眼要用 0.2~0.4 秒的时间。不仅人要眨眼，有些动物也眨眼。不同动物的进化级别不同，眨眼的次数也不同。低等动物，如蛇、青蛙、麻雀等，不会眨眼；猫、狗、牛等虽然会眨眼，但动作慢；高级动物，如猿猴，不仅有眨眼运动，而且次数也较多。那么，到底为什么要眨眼呢？其实，眨眼是生理需求。不自主地眨眼实际上是一种保护性动作，不仅能使泪水均匀地分布在角膜和结膜上，以保持角膜和结膜的湿润，还可使视网膜和眼肌得到暂时的休息。

从医学的角度来说，正常的眨眼原因有以下三点。

1 角膜反射

一旦有异物刺激角膜和结膜神经末梢，通过眨眼企图用流泪达到冲洗进入眼内异物的作用，也被称为反射性眨眼。

2 眩光反射

当眼睛突然遇到强光照射时，眨眼可以引起闭眼运动，这种对光反射性闭眼运动可以防止强光的刺激，减少视网膜损伤。

3 恫吓反射

异物或飞虫等小动物从眼前突然路过时，通过保护性闭眼反射动作防止眼外伤。

以上三种眨眼动作都是眼球的保护性运动，一旦这些反射消失了，应该及时到医院检查。

当然，除了以上生理性运动外，还有其他眨眼运动，但几乎属于病态或不良习惯。尤其是小孩，常会因模仿别人眨眼动作或因暂时性眼睛不适引起频繁性眨眼的不良习惯。所以，家长在日常生活中要留心观察，发现孩子频繁眨眼，应当去医院检查，排除眼病后，及时纠正孩子的不良习惯。

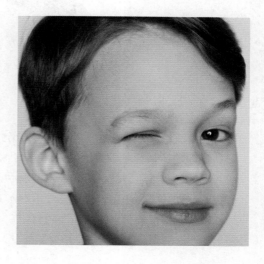

4 眉毛和睫毛是眼睛的保护神

　　眉毛，位居眉弓两旁，中间粗密而长，两旁细疏且短，多呈弧形，眉毛根部有油脂状物，形成一道天然屏障。眉毛不仅仅是美容的装饰，也不仅仅是人与人之间差别的一种标志，它还有着很多不为人知的作用。

　　眼睛是心灵的窗户，眉毛就是画帘卷轴。眉毛在眼睛上边形成了一道屏障，刮风时，它可以阻挡灰尘；下小雨时，它挡住雨水，不让它流进眼睛里。你有没有发现，即使在夏天，额头上出很多汗，可汗珠很少会流进眼里，其实这也是眉毛的功劳。还在胎儿时期我们就着手营造这个防汗屏障了，出生以后，随着年龄的增长，眉毛进一步加宽和延长。眉毛的多少每个人都不一样，少的只有几百根，多的上千根，但无论多寡，它们都形成了一道天然的分水岭，将来自额头的汗水引向两旁或经眉梢流下，从而不会直流入眼。即使有少许汗珠漏网，在它们到达睫毛时也会被抛落于地。

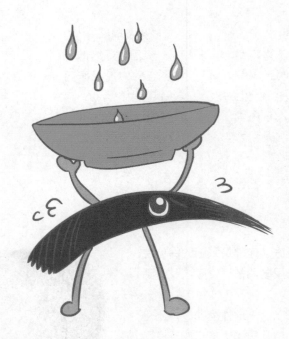

　　睫毛生长于睑缘前唇，排列成2～3行，短而弯曲。它们整齐地排列在眼球卧室的门口，犹如竹帘，有削弱强光对眼睛的刺激和排除异物的本领。睫毛，是眼睛的第二道防线。任何东西接近眼睛，首先要碰到睫毛，从而立即引起闭眼反射，保护眼球不受外来的侵犯。遮光，防止灰尘、异物、汗水进入眼内都是睫毛的功能，而且它还和眼睑一起对角膜、眼球进行保护。一粒灰尘向眼睛扑来，即使睫毛所构成的栅栏未能将它挡住，但触动睫毛所引起的瞬目也能将灰尘拒之眼外。

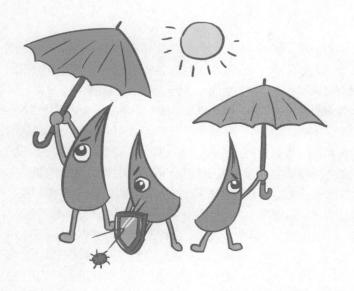

眉毛和睫毛就像卫兵一样对眼睛做贴身保护，虽然安全值增大，但也并非万无一失。当暴风雨来得更猛烈些的时候，单靠眉毛和睫毛是很难招架住狂风骤雨的，此时就需要闭上眼睛，或者不出门，才能避免眼睛受到意外的伤害。

S 眼泪可以洗涤眼睛

不仅眉毛、睫毛可以保护我们的眼睛，眼泪也是保护眼睛的重要武器。有些人认为眼泪的作用仅仅是使我们的眼睛保持湿润，其实不然，学习完下面的知识，你就会知道眼泪并不只有这一种作用。

润滑眼球

这是被大众所熟知的一个作用。泪腺导管开口于眼结膜腔的外上方，从泪腺导管输送入眼结膜腔的微量泪液，是一种天然的高级润滑剂。角膜是眼球的屈光系统中主要的部分之一，但没有泪膜的角膜是不光滑的。这时看东西就会变得模糊不清，当角膜上有泪膜时，泪液可以填平角膜上的一些细小的擦痕，使角膜变得光滑，视物时也就会更清楚。泪液借助于瞬目运动，被均匀地涂于眼球表面，这样不仅保证了眼球的自如运转，而且更重要的是可以保持眼球的湿润，特别是保持黑眼珠的晶莹透明，使人们能够以敏锐的目光从事工作和学习。

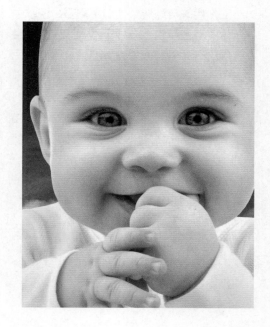

冲刷异物

沙子、灰尘等异物飞入眼睛后，通常会先粘在眼球表面的角膜处。人的角膜就像是一层晶莹剔透的玻璃，如果用手去揉，容易使得异物在眼球表面磨出痕迹，伤到眼球，使眼睛感觉更加不舒服。此时，眼泪闪亮登场，泪腺会反射性大量流泪，通过泪液的冲刷作用，使异物自然出来。就好像汽车前面玻璃窗上的"刮水器"一样，起到冲洗和稀释的作用，以保护角膜和结膜不受损伤。

提供营养

泪水中的微量蛋白质和养分，可以给眼珠上皮细胞提供营养，加速组织细胞的新陈代谢，使组织细胞充满活力。

杀菌

一般情况下，结膜囊不会滋生细菌，但若长时间地闭眼或包扎，结膜囊的温度就会上升，有利于细菌的繁殖。结膜囊的防卫作用来自泪液中的抑菌物质。泪水中所含的溶菌酵素是一种天然的杀菌剂。空气中含有大量的微生物、细菌，平时难免会侵入眼内。只要侵入数量不多，毒性不强，泪水就能搞定它们。因为泪液的pH值为6.5～7.5，含有多种特殊的杀菌物质——溶菌酶，能够破坏细菌的胞壁，使细菌溶解死亡。β–溶素为一种非溶菌酶抗菌物质，它主要对抗葡萄球菌，裂解细菌的细胞质膜，协助溶菌酶作用。另外，泪液中还含有乳铁蛋白和免疫球蛋白等，都具有抗菌和抑菌作用。这种作用被称为眼泪腔的自治作用，对保护视觉器官的健康极为重要。

丰富表情，改善情绪

泪水可以丰富人们的表情。当你分外欣喜时，热泪会夺眶而出；当你处于极度悲痛时，伤心的泪水犹如泉涌。

流眼泪是呼吸系统、循环系统、神经系统的不寻常运动，这种运动也使情绪和肌肉放松，从而使人轻松。事实上，受了委屈或被悲痛折磨时挥泪痛哭，能把心中的痛苦发泄出来，对改善情绪非常有益。

可以说，无论是悲伤垂泪，还是喜极而泣，流眼泪都是一件对身体有好处的事情。如果你遇到了无法解决的难题，不要太过于难为自己，实在承受不了的时候就大哭一场吧。还要注意，有时候哭得太久会有损记忆力和注意力，甚至降低免疫力，还是要"见好就收"。

不能想象，失去了眼泪的眼睛该怎么办。假如由于某种原因使泪腺或泪腺导管遭受破坏，那么，眼结膜腔的泪水就会大大减少，甚至没有。当眼泪不在，上述功能都会随之消失，黑眼球变得污浊无光，失去透明感，使视力大大减退。此外，由于泪水减少，组织营养不足，抵抗力降低，常常会招致细菌入侵、繁殖，而使眼珠发炎，甚至可造成终生失明。因此，泪水的作用对于我们是至关重要的，请珍惜每一滴泪。

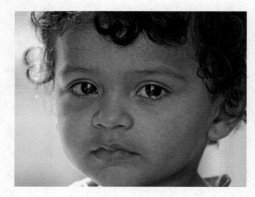

二 探寻视力的奥秘

视力是生物利用光线形成的对周围事物认知的感知能力。与其他感知能力相比，视觉感知能力的潜力更加巨大，它们能够观测到近处和远处事物的细节和特殊信息。同时，视觉会随着身体的生长发育不断变化。

1 探索人眼看世界的原理

眼睛是人类感官中重要的器官，大脑中大约有一半的知识和记忆都是通过眼睛获取的。看图赏画、看人物、欣赏美景等都要用到眼睛。

人眼看东西的过程与照相机的原理是一样的，眼睛的角膜、房水、晶状体、玻璃体等透明组织形成"组合镜头"。来自外界物体的光线，通过角膜射入眼睛，在"组合镜头"的折射下，物体的影像聚焦于视网膜上，两个眼睛中的视网膜各形成一个大同小异的倒立图像，相当于底片感光。

在正常情况下，无论远、近的物体，通过折光系统都能在视网膜上形成清晰的物像，这是由于正常的眼睛具有调节作用。眼睛主要依靠改变晶状体的形状来调节，这是通过神经反射来实现的。如视近物时，晶状体曲度增加，伴有瞳孔的逐渐缩小，这种反应可减少进入眼内的光线和折光系统的球面像差，使成像清晰。反之，视远物时，晶状体曲度会减小，伴有瞳孔的逐渐放大。

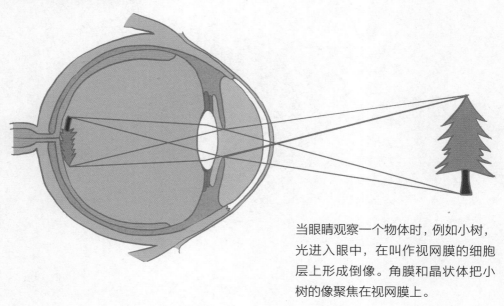

当眼睛观察一个物体时，例如小树，光进入眼中，在叫作视网膜的细胞层上形成倒像。角膜和晶状体把小树的像聚焦在视网膜上。

2 大脑与视力的关系

前面我们知道了，外界事物在视网膜上的成像是倒立的，那为什么我们看到的是正立的呢？因为大脑让我们接收的信息被正常反馈了，所以大脑与视力也是有关系的。

神奇的大脑

每个人都拥有神奇的大脑，它大约由1000亿个活动神经细胞和9000亿个其他细胞构成。大脑可以分为左半脑和右半脑，左右半脑存在功能分工。

左脑主管：左脑又称抽象脑、学术脑，拥有计算的数学能力、思考和谈话能力、学习新技术能力，短时记忆，比较注重细节的把握，试图并努力去观察事物，看近处物体，保持警惕性，移动身体的右侧，收缩和拉紧肌肉。左脑是人的"本生脑"，记载着人出生以来的知识，管理的是近期的和即时的信息。

右脑主管：右脑又称艺术脑、创造脑，拥有文学创作、音乐演奏、画画的能力，想象并使之想象化的能力，掌握机械的能力，长久记忆能力，从整体上把握事物的能力，宏观观察事物，看远处物体，保持平静的情绪，移动身体的左侧，拉长和松弛肌肉。右脑是人的"祖先脑"，储存从古至今人类进化过程中的遗传因子的全部信息，是重复了亿万次的那些典型经验的积淀和浓缩，很多本人没有经历的事情，一接触就能熟练掌握就是这个道理。

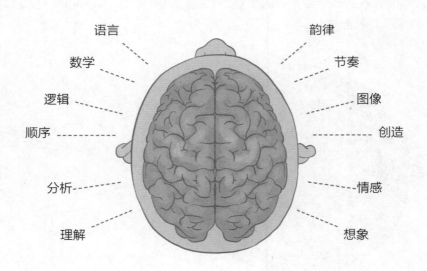

左右脑的分工

大脑影响着视觉效果

比超级计算机还强大数倍的大脑究竟跟视力有什么联系呢？在生活中我们不难发现，有些人眼睛检查明明没有问题，但看东西却有问题，去医院检查发现是大脑的病变引起的。如视力模糊，看起来表现在眼睛上，其实最重要的视觉器官在大脑。眼睛采集物体反射出来的光，穿过眼角膜、晶状体等，刺激视网膜的神经细胞，神经细胞把光信号转为电信号，通过神经通路传到大脑视觉中心之后，经过大脑的融合、识别、记忆、分析、判断，形成了与所见外界物体完全一样的图像，视觉就在大脑里产生了。再由大脑将信号传回来，眼睛就能"看见"了。

如果大脑的指令不能传到眼睛，或者传送延迟，就会发生视力下降，或者虽然能够正确传入大脑，但是大脑视中心有问题，不能融合、识别传入的图像，无法把正确的信号传给眼睛，眼睛照样看不见。因此，当视力有改变时，也表示脑功能产生了变化。所以，眼睛的视觉功能与大脑功能密不可分。

如果我们身心、情绪长期受到压力，左右脑之间的信息通路就会渐渐中断，大脑的工作失去协调性，进而影响到视力。如左右脑分别控制肌肉的收缩和放松，如果左右脑信息不通畅，有可能使眼肌及视力反射区的肌肉因视疲劳而发生痉挛，不能自如地放松，就会出现近视、远视、斜视等。

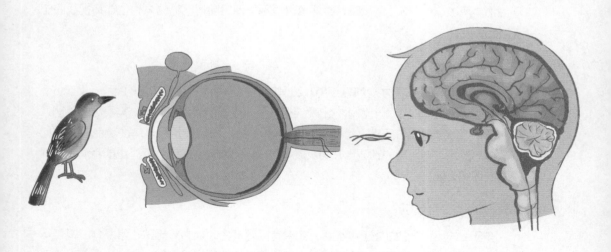

3 视觉发育是如何开始的

视觉的发育是从胎儿期就已经开始了的。我们一般将视觉发育分成六个阶段，具体分阶如下。

第一阶段：萌芽期

孕妈妈怀孕4~5个月时，胎儿的眼神经、血管、晶状体和视网膜等开始发育。当胎儿刚形成眼部构造的时候，上眼睑和下眼睑是粘在一起的，到第6个月月末，胎儿的眼组织已经大有发展，上下眼睑可以分开，并可以流出少量的眼泪。

若此阶段的孕妈妈缺锌，可能导致胎儿弱视。另外，用药不当、营养不良、抽烟、酗酒或感染病毒，都可能对胎儿的眼睛造成严重的影响，甚至引发先天性眼疾。

第二阶段：黑白期

孩子刚出生时，世界不是五颜六色的，他们眼里的世界就像黑白电视机里面的那样。虽然此时眼睛已经成型，也有了丰富的视觉活动，比如见到光会眨眼、闭眼、皱眉，但孩子在出生后的1周内，视力仅有0.01~0.02，并没有完全发育。而且，此时的孩子双眼无法看同一个东西，到6周后才能慢慢开始尝试。

出生2周对向自身方向移动、来自半米远的光线，两眼做出向内转动的动作。出生3周能注视较大的物体并分辨出颜色，两眼可单方向追随物体的移动。

从出生到3个月之间，孩子的眼球并不会注视静止的物体，而会被面孔、明亮或运动的物体所吸引。在3个月大时，眼球可以很平稳地跟随运动的物体，也能将视线固定在某物体上。

第三阶段：色彩期

4~6个月时，孩子才能够真正用双眼同时看一个物体，获得正常的视觉。如果6个月时两眼仍无法同时看一个物体或出现斜视现象，就表示眼睛有问题，需要尽快就医。4~6个月宝宝对物品的形状、颜色感觉越来越强烈，已经能辨别基本的颜色了，例如红、黄、蓝色。对距离的判断也开始发展，可以由近看远，由远看近，也能看清楚一件事物的细微之处。

第四阶段：立体期

孩子1岁以前的视力处于可塑期，如果有问题产生，视力将无法正常发育，甚至可能退化。到了1岁，视力进一步发展，眼与手及身体的协调更自然。这一阶段眼球逐渐成熟，可开始对上、下、左、右等立体空间有更多的认识。3岁时，立体视觉的建立已经接近完成。

第五阶段：空间期

这个阶段，通过视觉，孩子能判断出物体大小、上下、内外、前后、远近等空间概念。一般在5～7岁，幼儿的视力逐渐发育至成人水平，正常视力应为1.0左右，如果没有达到正常视力，就需要查出原因。这个阶段如果查出有弱视，还有补救机会，因为治疗弱视的一个比较好的时间点为6岁。

第六阶段：定型期

8～9岁的孩子视力发育已经完成，可以自然而完整地看见这个千姿百态的世界。但这并不意味着孩子的视力不会发生变化，不良的用眼习惯会让孩子发生各种眼疾，从而影响视力。

视力发育表

年龄	发育程度
1 个月	视野窄小，上下不超过 15 度，左右不超过 30 度，眼睛只能聚焦在眼前 20 厘米的物体上
2 个月	视力为 0.01 左右，能观察到面前物体的移动，并出现反射性眨眼的动作
3 个月	视力为 0.01 ～ 0.02，视野可达 180 度，能观察周围物体
4 个月	视力为 0.02 ～ 0.05，会用手去摸眼睛所观察到的物体
6 个月	视力为 0.04 ～ 0.08，会凝视物体，手与眼睛的配合更加协调
8 个月	视力为 0.1 左右，有了基本的判断物体距离的能力
1 岁	视力为 0.2 ～ 0.3，手眼协调能力增强，可以抓握看到的物体
2 岁	视力为 0.4 ～ 0.5，能够区分物体的远近
3 岁	视力为 0.6 左右，视觉变得敏锐，眼睛与手的配合较好
4 岁	视力为 0.8 左右，能够辨别简单的图案，并区分其主要差别
6 ～ 7 岁	视力为 1.0 左右，视力基本定型

4 传统视力概念的误区

有些家长在孩子视力方面存在误区，会间接地为孩子视力埋下隐患。合理避开误区能更好地保护孩子们的视力，还孩子一片光明。

误区一：大人近视小孩也会近视

近视一般分为轻中度近视和高度近视，在高度近视中有一种特殊的类型为病理性近视，又被称为变性近视，是一种染色体隐性遗传病。这种类型的患者近视发生较早，且进展很快，近视度数可以达到−15.00D以上，常伴有眼底改变，视力不易矫正。如果父母双方只有一个携带近视基因，子女一般不会发病。若父母双方都是病理性近视患者，那么其子女的发病概率在90%以上。病理性近视者与近视基因携带者结婚，孩子可能半数是高度近视。而病理性近视者和正常视力或中低度近视眼者相结合，其子女发生高度近视的可能性为10%。所以说，父母患有近视者，一般来说，携带的近视基因略高于正常人群，所以，孩子发生近视的概率也要高于正常人。

此外，研究表明，遗传因素对近视的作用和影响占65%～70%，环境因素的作用和影响约占30%。多基因遗传具有种族差异，黄种人的近视基因携带率较高，故黄种人近视发病率明显高于白种人和黑人。近视虽然与遗传有关系，但并非唯一决定因素，特别是对于非病理性近视而言，后天因素也很重要。因此，预防近视要从多方面做起。

遗传与近视的关系

▶ 父母双方只有一方为病理性近视携带者

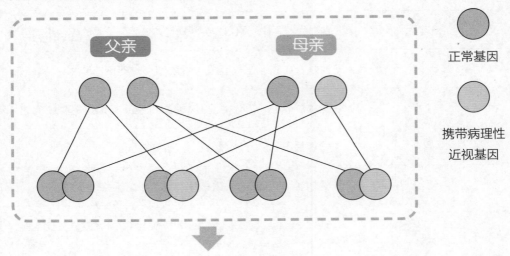

子女 50% 为携带者，不会出现病理性近视

▶ 父母双方都是病理性近视患者

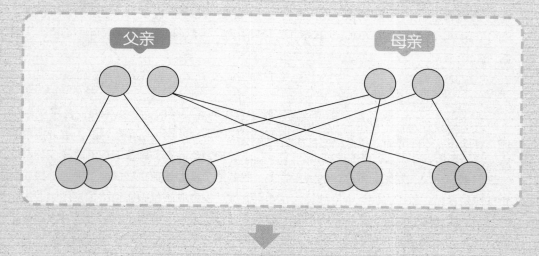

病理性近视的发病概率在 90% 以上

▶ 父母一方为近视基因携带者，一方为病理性近视者

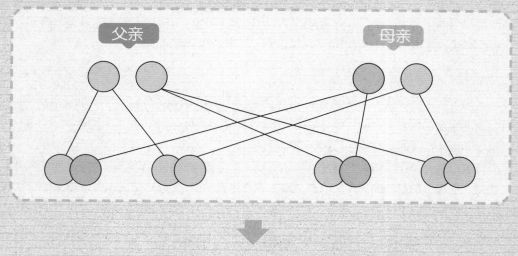

子女 50% 为携带者，50% 会出现病理性近视

误区二：用一般眼药水可以治疗近视

眼药水是治疗眼睛疾病的药水，不同功效的眼药水成分也有所差异，在正常使用下不会对人体造成影响。可以用来治疗眼睛感染、降低眼压、消炎止痛或舒缓眼睛干涩。所

以，一般眼药水有缓解假性近视的功效，但不能用来治疗真性近视。另外，许多眼药水皆有若干程度的副作用，在给孩子使用药物之前一定要阅读药品说明书，了解药物的名称、成分、用法、用量、注意事项、有效时限、不良反应、禁忌症等，如有疑问，待咨询医生后再使用。

误区三：戴近视眼镜会使度数增大

孩子得了近视，有的家长宁可让孩子眯眼看东西或视物模糊，也不愿让孩子配戴眼镜，原因是怕孩子戴上眼镜后度数越来越大，其实这种想法和做法是不对的。患近视眼的人如果不戴眼镜，只会加重眼睛的调节负担，引起视力疲劳等，导致近视度数加深，甚至出现斜视、弱视。如果配戴合适的矫正眼镜，既消除了视力疲劳，又提高了视力。只要配戴的眼镜合适，就不会使近视度数加大，如果高度近视者既不戴眼镜也不重视用眼卫生，就有进一步恶化的可能。近视眼的发生、发展受遗传、环境、体质、年龄等多种因素的影响。儿童戴上合适的近视眼镜后如果不注意爱护眼睛或不科学合理地使用眼睛，近视自然会继续加深，但这并不是戴眼镜引起的。因此，戴眼镜不会使近视度数增大。

误区四：近视眼镜配得越清楚越好

过度地矫正并不能阻碍视力的下降，反而更容易加重眼睛的负担，诱发视力的进一步下降，尤其是处于发育阶段的青少年，眼球正处于不断生长的过程中，平时学习任务重，需要长时间近距离用眼，不宜选用矫正视力过高的眼镜，否则今后恢复起来更加困难。所以，配眼镜应该根据具体的用眼需要来进行，不能一味地追求清晰。

误区五：眼镜戴久了会让眼睛变形

戴上近视眼镜后，凹透镜缩小了眼球影像，看上去眼球小了一些，而摘掉眼镜，看到真实的眼球，感觉大一些。这会使人产生错觉，认为是戴眼镜引起的眼睛变形。其实，从专业角度来讲，眼睛变形主要因为眼轴拉长引起的，这是一个正常的生理发育状态，一般到青春期就会停止，但有些情况下，如近视，就会使眼轴拉长得更多，甚至造成近视不断加深。而眼镜只是作为近视的治疗工具，不会对眼轴变化有影响。所以，眼镜戴久了并不会让眼睛变形。

误区六：远视眼和老花眼是一样的

远视眼镜和老花眼镜都是凸透镜，不少人认为它们是一回事。其实，这是两个概念。

远视眼是指眼在不使用调节时，平行光线通过眼的屈光系统屈折后，聚焦于视网膜之后的一种屈光状态，多因眼球前后径短或屈光间质屈折力弱引起。远视眼无论看远还是看近都要使用调节，需戴合适的远视镜。远视眼是病态的，可发生于任何年龄；老花眼是一种生理性改变，年过40岁的人，由于晶状体硬化，调节功能逐渐减弱，于是看近困难，需配戴老花镜。戴老花镜看远是不清楚的，这一点与远视眼镜既用于看近也用于看远是不同的。

三 眼部健康与视力状况检查

为了保障孩子眼部健康，家长需要定期带孩子去眼科进行检查。在所有的眼科检查里，视力检查是较常使用的、排在首位的检查。定期视力检查，是及早发现儿童视力问题、进行早期干预的有效方法。

1 视力检查，从娃娃抓起

0～10岁是孩子视觉发育的关键期和敏感期，视力检查是衡量眼睛能否看清楚外界的直观标准，如果早做视力检查，早发现孩子的视力缺陷，及时进行眼科治疗，就可以拯救大多数视力不良的孩子，使孩子受益终身。所以，视力检查，应从娃娃抓起。

6个月以下孩子视力检查	6个月以下孩子的视力检查不能定量，只能粗略估计，所以可根据视力发育表观察孩子的表现。
6个月～2岁孩子视力检查	**视动性眼球震颤法：** 用涂有黑白条栅的测试鼓检查婴幼儿视力。在婴幼儿眼前转动测试鼓，并变换黑白条栅的宽度，诱发孩子眼球震颤，从而粗略计算出孩子的视力。 **小球估算法：** 在黑色背景下，采用不同直径的白色小球，让孩子辨认。在3米远能分辨出直径1.9厘米的小球，视力相当于E字表上0.1；能分辨直径1.3厘米的小球，视力为0.16；能分辨直径0.95厘米的小球，视力为0.25；能分辨直径0.62厘米的小球，视力为0.3；能分辨直径0.47厘米的小球，视力为0.5；能分辨直径0.32厘米的小球，视力为0.6。
2～2.5岁孩子视力检查	**视物估计法：** 在幼儿眼前30～35厘米处，放置直径不到1毫米的珠子。如果幼儿能找到并捡起小珠子，其视力为0.3以上。 **儿童图形视力表检测法：** 以儿童感兴趣的花鸟、动物或物品绘制而成，用来代替E字表，检测孩子视力。

2.5 ~ 4 岁孩子视力检查	可以用儿童图形视力表进行准确的视力检查，3岁后尽量教会孩子辨认E字表，逐步过渡到用国际标准视力表检查。
4 岁以上孩子视力检查	4岁以上的孩子需要中心视力和周边视力的检查。中心视力检查包括用5米外的E字或C字大表检查远视力和用放在桌上的E字小表检查近视力两种。周边视力指一个人的视野大小，周边视力检查主要做视野检查。

2 视力好坏由屈光状态来决定

光线由一种介质进入另一种不同折射率的介质时，会发生前进方向的改变，在眼光学中即称"屈光"。光线通过角膜、房水、晶状体、玻璃体组成的屈光系统，折射而聚焦于视网膜上，这种折射能力，称为屈光能力。

角膜与房水的屈光指数相近，二者可以看成一个单球面折射的屈光体。晶状体位于屈光指数相同的房水与玻璃体之间，为另一具有厚凸透镜折射作用的屈光体。这两大屈光体决定着眼睛视力的好坏。能聚焦到视网膜上的，叫屈光状态正常，能清晰地看见远处物体，视力正常，例如正视。如果不能聚焦在视网膜上，看远处物体是模糊的，就叫屈光状态不正常，也叫屈光不正，视力就不正常，例如近视、远视、散光等。

屈光度是屈光力的大小单位，以D表示，即指平行光线经过该屈光物质，以焦点在1米时该屈光物质的屈光力为1屈光度或1D，即表示需要戴100度的眼镜来矫正视力。近视眼镜度数前加上"－"号，远视眼镜度数前加上"＋"号。如，近视200度，可以表示为－2.00D；远视300度，可以表示为＋3.00D。左右眼也有相应的符号代替，其中OD表示右眼，OS表示左眼，或者直接用左右的英文首字母"R"和"L"分别代表"右"和"左"。

3 用验光来判断孩子眼睛的屈光状态

验光，即屈光检查，既可定性检查眼睛的屈光是否正常，孩子的眼睛属于正视、近视、远视、散光哪一种，还能定量测出屈光度是多少。当然，从验光的结果，医生能就当前状态给孩子视力带来的影响做出评估。

查出视力好坏

当孩子的视力检查达不到1.0的时候，多数孩子都可能有屈光异常。单纯的视力检查可以查出视力好坏，但不做验光，就无法判断孩子眼睛屈光是否正常，以及是否有近视、远视或散光。此外，屈光不正的患者能否用镜片矫正而得到良好的矫正视力等问题都可以通过验光得到准确的答案。

查找视力障碍的原因

孩子出现视力障碍不一定就是屈光不正引起的，为了寻找原因，可以用验光来查证。如果把屈光不正的因素排除，则有利于其他眼病的检查，尽快查出视力障碍的真正原因。

确定度数

在常规的屈光检查中，通常采用客观的检查方法，对屈光不正患者的屈光性质和屈光程度进行初步检查，并获得患者的初始光度数。但不能用这个度数直接去配镜，因为人的视觉还有心理因素和生理因素的参与，还需要验光师经过主观检查雾视、散光检查、精调散光轴位、精调散光的度数、红绿双色试验等手段，分别对患者进行单眼屈光矫正，然后依据双眼屈光平衡检查进行分析、判断，才能得到适合患者的眼镜度数。

为配镜补充数据

此外，医学验光检查还为配镜提供其他参考依据：两只眼睛视力下降不一致时，要确定主眼是右眼还是左眼，戴镜前后的主眼必须保持一致；双眼调节是否取得平衡，处理好瞳孔间距；检查调节力，如果调节力强，近视眼必须配得浅些，远视眼必须配得深些，如果调节力弱，近视眼必须配得深些，远视眼必须配得浅些；检查眼位，如果是内隐斜，近视眼必须配得浅些，远视眼必须配得深些，如果是外隐斜，近视眼必须配得深些，远视眼必须配得浅些。

异常结果在验光时不散大瞳孔，睫状肌的调节作用可使晶状体变凸，屈光力增加，导致近视度数加深。验光度数的误差就会很大。所以，孩子验光经常需要做散瞳验光，这是一种能可靠而准确地查出孩子屈光度的验光方法。散瞳验光是用散瞳药将眼睛的睫状肌麻痹，使眼睛不产生调节作用，检查眼睛在静止状态下的屈光力，也就是眼睛的真实屈光度。

4 看懂视力检查记录

虽然医生能帮我们解答孩子视力检查的结果，但是，家长也需要知道怎么去看，为孩子的视力做到双保险。

看懂近视力检查

近视力检查是用放在桌上的近视力表距离眼睛 30 厘米进行的检查。如在 30 厘米处看不清楚近视力表上 1.0，则把表移近，检查结果需记录前移的距离。如 "0.2+4.00DS=1.0"，是指未校正前裸眼近视力是 0.2，戴 400 度远视镜或老花镜后，矫正视力是 1.0；"1.0/10 厘米"，指在 10 厘米处能看见近视力表 1.0。

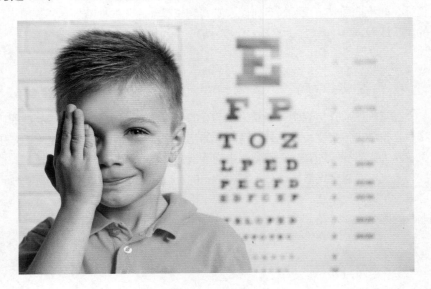

看懂远视力检查

视力表检查法： 患者站在距视力表正前方 5 米处，先遮盖左眼，右眼看视力表，检查者指视标，患者说出或用手势表示该视标的缺口方向，逐渐向下检查，找出患者的最佳辨认行的视标，确认患者视力，并登记下来。如患者连最大的视标（0.1 行）也不能识别，要患者向视力表走近，直到识别第一个视标为止。远视力检查在 5 米处进行，5 米看不见最大字 0.1，就往前走近视力表，并标出前移的距离。如右眼 0.1/3 米，指在 3 米处能看清 0.1，其视力是 0.06。如 "右眼裸眼视力 0.3，矫正视力 −2.00DS=1.0"，"0.3" 是右眼的裸眼远视力，"矫正视力 −2.00DS=1.0" 是指该眼戴上 200 度近视眼镜后，矫正远视力可达到 1.0。

指数（CF）检查法： 如果患者走近 1 米处也看不见 0.1 视标，检查者伸出不同数目的手指，给患者识别。如 30 厘米远处能数出手指，记录为指数 /30 厘米。

手动（HM）检查法： 若患者眼前5厘米远处也不能数出手指，可以检查患者是否能识别手动，即检查者用手在患者眼前摆动，如在20厘米远处患者能识别手动，就记录为手动/20厘米。

光感（LP）检查法： 如果患者眼前手动也不能识别，再检查有无光感，在暗室中用烛光、电灯或手电筒等工具照射患者单眼，另眼遮盖捂紧不透光，分别检查左右眼有无光感；有光感者还要判断光感距离远近，和1米处的上、下、左、右，左上、左下、右上、右下等八个方位光亮的定位是否正常，如某个方位光亮正常用"+"表示，如某个方位光亮不正常看不见光亮用"−"表示，用"阳性"或"阴性"的方法表示光定位是否正常，简单易行。

孩子视力检查结果的意义

远视力是不需要眼睛进行调节的静态视力，近视力是眼睛的动态视力。通过检查近、远视力，有经验的医生可以快速地判断出被检查的孩子是否存在近视、远视、散光，是否有其他眼病，为进一步诊断指示方向。

检查结果	意义
远视力在5米处能看到1.0，近视力在30厘米处能看到1.0	○ 正视或轻度远视
远视力大于或等于1.0，近视力小于1.0	○ 中度远视 ○ 患有角膜和晶状体轻度混浊疾病者，也可有这样的视力表现
远视力小于1.0，近视力大于或等于1.0	○ 近视、假性近视或视疲劳 ○ 外伤后的早期白内障患儿，也可出现近视现象
远视力小于1.0，近视力小于1.0	○ 高度远视、高度近视或散光 ○ 其他一些眼病也会表现出远近视力下降，如弱视、角膜病、虹膜睫状体炎、葡萄膜炎、白内障、青光眼、玻璃体混浊、视神经炎、黄斑变性、视网膜脱落、眼外伤、伪盲等

四 弄懂关于眼睛的专有名词

眼睛是我们看向世界的唯一桥梁，谁都不想迷迷糊糊地看这个世界。因此眼睛的保养尤为重要，如今，已经有不少人被视力问题困扰，儿童视力不良的发病率每年攀升。视力不良究竟有哪些表现呢？下面一起来看看吧！

1. 正视眼

正视眼，是指当眼睛处于静止（无调节）状态下，5 米远的物体发出的平行光线入眼，通过屈光系统聚焦于视网膜上，即屈光度等于零。也就是说屈光正常的人用自己眼睛天生的视力就能看清远方，这种眼睛叫正视眼。

正视眼的视力标准：裸眼远视力，5 米能看清远视力表 1.0；裸眼近视力，30 厘米能看清近视力表 1.0。正视眼的孩子，验光屈光度为 0；看书学习时没有头痛、眼眶痛的症状。如果孩子视力检查得到的是以上数值，那孩子的视力正常。

2. 近视眼

眼睛在调节松弛状态下，平行光线经眼的屈光系统的折射后焦点落在视网膜之前，看远处不清楚，但看近处清楚就叫近视眼。

近视的原因

近视眼是由于眼轴过长或屈光力较强等因素导致的远处光线进入眼内后不能聚焦在视网膜上，视网膜上形成的是一个模糊的图像。

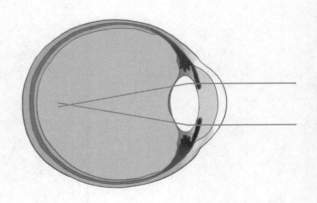

近视眼的日常表现

视疲劳：孩子看书以后容易出现眼发涩、眼珠发胀、眼钝痛等。与之相伴的是在上眼睑眉弓处或额部、枕部的跳痛、钻痛、钝痛等头痛症状。有间歇性痛，有持续性痛，以下午和晚间为重。低度近视眼头痛比高度近视眼明显。

影响学习：近视眼因视力不好，看书爱揉眼睛。这些孩子用眼后虽有视疲劳，但又讲不出自己的感受，直接表现就是不爱学习。因此，家长如果发现孩子不爱学习时，除寻找学习方法、兴趣等原因外，也要关注一下孩子的视力状况。

近视眼的检查结果表现

视力下降：这是近视眼最明显的检查结果。近视眼在5米处远视力小于1.0，近视力能达到1.0。少数高度近视者，或合并有高度散光、合并有弱视者，远、近视力都不好，有可能都达不到1.0。

屈光不正：经散瞳验光检查，近视眼有不等的近视度数。

矫正后有视力上升：近视眼孩子戴眼镜后，矫正视力都会上升，单纯的近视眼矫正视力能达到1.0，少数高度近视者，或合并有高度散光者，合并弱视者，矫正视力有可能达不到1.0。

其他眼科检查异常：色觉变化，高度近视眼的孩子有色弱现象，对颜色的分辨准确性下降；暗适应度低，近视眼孩子有暗适应迟钝，从外面明亮处进入室内暗处，眼睛逐渐看见室内物体所用时间比正常人要长，尤其是中、高度近视眼的孩子，学习时对光线明亮度的要求比正常眼要高；眼底改变，中、高度近视眼孩子眼底有明显改变，可呈豹纹状眼底；在视盘颞侧，可见新月形的近视弧形斑，随近视度数的上升，眼底变化将更趋加重明显；眼超声检查改变，眼A超现实近视眼眼轴比正常眼长，其长度随度数而增加，眼B超现实高度近视可有玻璃体混浊；两眼近视度数相差大的孩子，可能有外斜视。

假性近视与真性近视的区别

如果孩子看远物不清楚，经休息或治疗后视力能恢复正常，但如果还采用原来的用眼习惯，视力又会下降，这种在用眼、治疗后，视力在不正常和正常之间反复波动的现象，就叫假性近视。

真性近视眼的睫状肌弹性下降，眼轴被拉长固化后，由看近转为看远时，眼轴仍然不能恢复到正常的长度，而看远不清。假性近视眼的眼轴是暂时被拉长的，它的睫状肌放松虽然比正视眼迟缓，但经休息或治疗后，睫状肌还能恢复弹性而变松弛，眼轴能恢复到正常的长度，近视现象随之消失，视力恢复正常。因此假性近视不是真的近视，而是一种近视现象。

但假性近视是真性近视的前期，长期的假性近视很可能发展成真性近视。

3 远视眼

　　5米以外的物体，经过屈光介质的折射，焦点落在视网膜后面的叫作远视眼。患有远视眼的孩子通常能看清远处的物体，但不能看清近处的物体。

远视的原因

　　出生的婴儿都是生理性远视眼，随着身体的发育，眼球慢慢增大，前后直径也在慢慢变大，远视度数会逐渐下降，向正视的方向转变。

　　孩子远视眼是孩子眼球直径短于正常眼直径。绝大多数的远视眼孩子是先天遗传的，出生时眼球的直径就比一般婴儿短。有的是在幼儿时，眼球发育迟缓或者发育停滞不前，使眼球直径没有长到正常的长度，没有完成正视化，就成了真正的远视眼。

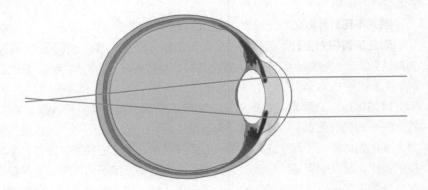

远视眼的日常表现

　　视力模糊： 近远视力都下降，看远看近都不清楚。近距离学习不能持久，如看书阅读后，感觉视物模糊，需休息一会儿才能继续阅读。

　　视觉疲劳： 这是远视眼常见的症状。因为远视眼看远看近都不清楚，需要眼肌持续进行调节工作，因此视疲劳现象要比近视眼更加严重，而且轻中度远视眼要比高度远视眼更容易发生视疲劳。

　　内斜视： 远视眼要不断地利用调节，并配合使用眼球内转集合功能，所以中高度远视眼幼儿容易形成内斜视。如果远视长期得不到矫正，会形成弱视。

远视眼的检查结果表现

　　视力下降： 轻度远视者远视力正常，近视力等于或小于1.0；中、高度远视者远近视力都小于1.0。

　　验光检查： 孩子远视必须做散瞳验光，散瞳后有远视度数，且大于散瞳前的度数，戴凸透镜后远视眼的矫正视力提高。

　　其他眼科检查表现： 眼位检查，中高度远视眼大多有眼睛内斜视；眼底检查，远视眼有典型的眼底表现，视网膜有特殊的光彩，视神经乳头发红；裂隙灯检查，高度远视眼角膜小，前房浅；眼A超检查，远视眼眼球前后直径短。

4 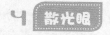 散光眼

散光眼是指5米以外的光线射入眼内不能在视网膜上形成一个焦点，而是形成两条或数条焦线，视网膜上呈现出一个朦胧的物像。

散光的原因

散光眼主要由先天发育不良产生，少数由后天眼病形成。

散光的分类

规则散光：如果光线在视网膜前后能形成两条主轴焦线，并能够接受镜片矫正的，叫规则散光，也是我们常说的散光。

不规则散光：由于眼病使角膜表面凹凸不平，各子午线的弯曲度不规则，光线经过角膜后，被折射得杂乱无章，无法在视网膜上聚焦成像，也不能用眼镜矫正的，称为不规则散光。

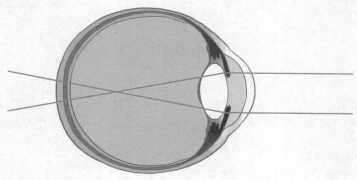

散光眼的日常表现

视物不清：有轻度散光的孩子视力通常正常，中、高度散光则远、近视力均不好。单纯散光视力轻度减退，复性散光和混合性散光视力减退明显，若矫正不良可形成弱视。

视疲劳：有眼痛、流泪、头痛等表现，头痛尤以前额部明显，视物重影，近距离学习不能持久。

眯眼看东西：部分散光的孩子视物呈半闭眼状态，借助眼裂隙作用减少视觉干扰，减少散光的影响，提高视力，以助看清。这种习惯性的眯眼动作，会过早带来抬头纹，同时易产生眼肌疲劳。

偏头：有斜轴散光的孩子为了看得更清楚，往往采取倾斜头位而导致斜视，散光矫正后可以恢复。

5 斜视眼

斜视表现在眼睛上，比别的眼病更容易被人发现。人的双眼要保持在一个正常的位置，两眼球还要能够同时灵活地上下左右转动，这都是由6条眼肌能够平衡地收缩舒展而进行的。但当各条眼肌肌力强弱不平衡，或控制眼肌运动的某神经受阻，使眼肌运动失去了平衡，两眼不能同时注视同一目标，就会出现一眼注视目标，另一眼偏离目标向一侧注视的现象，称为斜视眼。外观上可见斜视眼某一侧有"眼白多"的现象出现。

斜视眼的原因

麻痹性斜视：由于眼肌或神经的功能发生损害，使一条或几条眼肌麻痹，导致眼球向一侧偏斜，叫麻痹性斜视。其中先天性麻痹性斜视是由于先天发育不正常、产伤、眼肌异常等引起的，使孩子一出生就是斜视眼。另外，后天性麻痹性斜视是因各种疾病的损害引起的斜视，如新生儿高热、麻疹、脑炎等疾病对神经的伤害，各器官的炎症感染到眼肌引起麻痹等。

共同性斜眼：由于各个眼肌肌力强弱不平衡，使眼球偏向眼肌强健的一侧；或因为两眼屈光度相差太大，两眼看到的两个像，融合不成一个像，从而使弱眼球偏向一侧。这两种原因引起的斜视，称为共同性斜视。

眼肌功能图

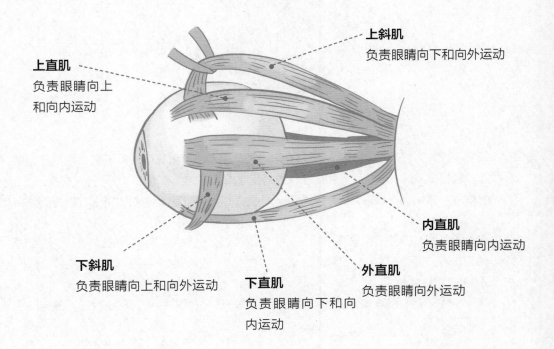

上斜肌
负责眼睛向下和向外运动

上直肌
负责眼睛向上
和向内运动

内直肌
负责眼睛向内运动

下斜肌
负责眼睛向上和向外运动

下直肌
负责眼睛向下和向
内运动

外直肌
负责眼睛向外运动

斜视眼的日常表现

麻痹性斜视眼： 先天性麻痹性斜视的孩子一生下来，家长就能看见孩子眼斜，当眼睛转动到不同方向时，黑眼球的偏斜程度是不一样的。在日常生活中，麻痹性斜视眼患儿会有习惯性歪头或斜眼，这是为了克服视现象的干扰。患儿常常采取一些头位代偿方式，如闭上一只眼，用另一只眼看东西可以去掉双像；或者视物时不像常人一样对着目标，而是向某一个方向歪着头或斜着眼看目标，家长很容易发现。

共同性斜视眼： 根据眼球偏斜的方向，共同性斜视眼分为水平斜视（内斜和歪斜）、垂直斜视（上斜和下斜）和旋转斜视（外旋和内旋）等。

共同性斜视的日常表现

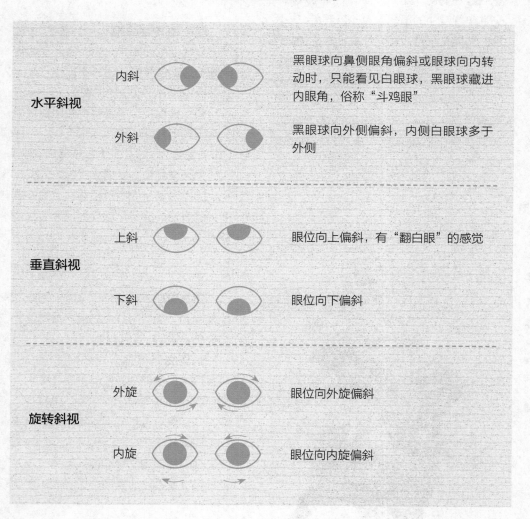

水平斜视	内斜	黑眼球向鼻侧眼角偏斜或眼球向内转动时，只能看见白眼球，黑眼球藏进内眼角，俗称"斗鸡眼"
	外斜	黑眼球向外侧偏斜，内侧白眼球多于外侧
垂直斜视	上斜	眼位向上偏斜，有"翻白眼"的感觉
	下斜	眼位向下偏斜
旋转斜视	外旋	眼位向外旋偏斜
	内旋	眼位向内旋偏斜

6 弱视眼

在儿童发育期，由于单眼斜视，未校正的屈光参差，高度屈光不正及形觉剥夺，引起单眼或双眼最佳矫正视力低于相应年龄视力，称为弱视。或者双眼矫正视力相差两行以上，视力低的眼为弱视眼。

弱视的原因

形觉剥夺性弱视：有些孩子由于先天或后天的因素，外界光影的刺激不够或被阻断，导致视觉发育异常或低下，就叫形觉剥夺性弱视。如先天性白内障患儿和先天性角膜混浊的患儿，瞳孔被遮盖，视网膜的功能和发育被剥夺，会形成视弱。还有一种形觉剥夺性弱视是由于遮盖不当引起的，在给3岁以下的儿童治疗单眼弱视时，如果遮盖健眼时间太长，可能会导致健眼弱视。另外，对于孩子的单眼眼疾，如眼外伤、眼手术后，单眼包扎时间过长，也会出现弱视。

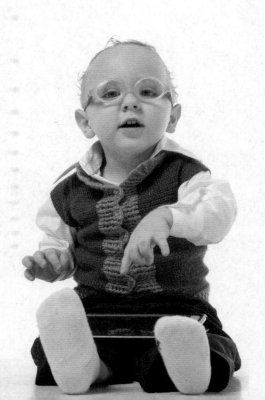

屈光不正性弱视：若孩子出现视觉不良，没有早期检查，没有做视力矫正，久而久之，会使视网膜传入大脑的图像质量下降，出现屈光不正性弱视，此类孩子就算之后有配镜，也很难将双眼视力矫正到1.0。

屈光参差性弱视：屈光参差的孩子两眼度数相差太大，大脑为了保证看物体清晰会压制模糊眼，让其不工作，久而久之，模糊眼会出现废用性视弱。

斜视性弱视：单眼斜视易出现复视，大脑会选择性地排斥斜视眼工作，斜视眼因长期被压制，视觉能力会下降导致视弱。

先天性弱视：受遗传的影响，婴儿的视网膜发育不良的先天性弱视，眼底没有明显的异常，经治疗后视力提高有限或不提高。

弱视眼的日常表现

眼睛有拥挤现象：单个字识别不会有什么问题，但看同样大小成行成排的比较"拥挤"的字时，比较吃力。

缺乏立体视觉：对物体的远近、凹凸、深浅、粗细缺乏空间感和立体感。阅读易串行，写字常出现重叠、不整齐、不成行的现象，做精细的手工困难。走路表现为深一脚浅一脚，容易撞碰周边物体。

有斜视倾向：单眼弱视容易让孩子习惯使用健眼视物，久而久之，就可能引起斜视。

双眼中优势眼的最佳矫正视力高于 0.05，低于 0.3，或视野半径小于 10 度，称为低视力。双眼都为低视力者属于视力残疾。儿童盲是指视力低于 0.05、视野半径也只有 5 度左右的儿童。

造成低视力或儿童盲的原因

低视力和儿童盲同属于视力异常，共称为视力残疾。

低视力患儿大多因先天或后天其他眼病所致，几乎很难通过治疗提高视力。

儿童盲是比低视力的视觉损害更严重、残存视力更低下的眼病，其发生在儿童视觉发育期间，由于先天或后天的不同原因，造成了视力和眼结构的损害，虽经治疗，仍无法恢复正常视力。因为儿童盲是在儿童视觉发育期间形成的，并将伴随其终生，对人的一生危害将大大超过成人后盲眼的影响。

低视力和儿童盲的分级

低视力：一级低视力，最佳矫正视力等于或优于 0.05，而低于 0.1；二级低视力，最佳矫正视力等于或优于 0.1，而低于 0.3。

儿童盲：一级盲，最佳矫正视力低于 0.02，或视野半径小于 5 度；二级盲，最佳矫正视力等于或优于 0.02，而低于 0.05，或视野半径小于 10 度。

低视力和儿童盲的日常表现

⇨ **视力低下：**近视力和远视力均低下。

⇨ **周边视野缩小：**走路容易被周围东西碰撞，外出行动困难。

⇨ **色觉异常：**有色盲或色弱，对颜色的分辨力差。

⇨ **眼睛的对比度、明亮度、敏感度均下降：**在夜间和光线暗的室内，看东西不清楚。室外光线明亮，又感觉晃眼，睁不开眼睛。从室外回到室内，眼适应时间延长。

⇨ **没有立体视觉：**对物体缺乏远近、前后位置的判断。夹菜、拿东西经常扑空，不能做精细的手工。

⇨ **眼球的运动功能下降：**看远看近时，眼肌不能灵敏而协调地把眼球转到正确的位置上，容易发生斜视，难以获得双眼单视功能。

⇨ **儿童盲往往伴有其他生理缺陷：**伴有智力障碍较为常见，生活不能自理，需要别人的帮助。

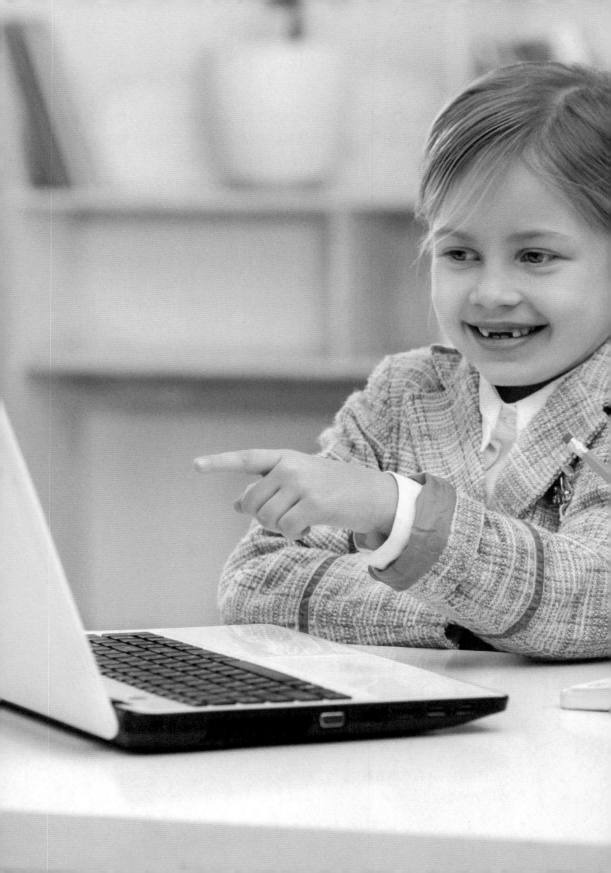

Part 2

远离危险诱因，
规避孩子视力损伤

童年是孩子视力容易受到损伤的时期，同时也是改善视觉的关键期。在这个重要时期，家长应该时刻关注孩子的视力健康，别让电子屏幕催生"恶"势力侵袭孩子，也别让孩子视力受到眼外伤的"牵连"，并帮助孩子顺利度过近视高发期。

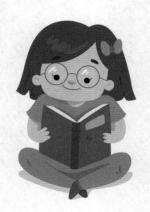

一 屏幕时代催生"恶"视力

近几年，随着智能手机和平板电脑的流行，其操作门槛也越来越低，越来越多的儿童也可以轻易使用。很多父母在忙碌之余总免不了让大大小小的电子屏幕代替"保姆"来"照顾"孩子。殊不知，这样做却是催生孩子"恶"视力的源头之一。

1 又爱又恨的"电子保姆"

孩子哭闹不休，让他们玩会儿iPad吧；想要好好做会儿事，孩子总在旁边捣乱，智能手机拿出来"分享"一下就安静了；好不容易一家人有时间自驾游出去玩，孩子在车上总乱吵、乱动，打开车上的小屏幕给他们看，就真的不乱动了……

现代的爸妈总是很忙，好不容易有时间安静一会儿，就希望孩子们都乖乖的，"互不干扰"，这时真的很难做到不把身边的电子产品"分享"给好动的下一代，何况这样做真的很有效，而且维持的时间也长。但这样真的好吗？让电子屏幕代替我们担任保姆，究竟会带来哪些明显的坏处呢？

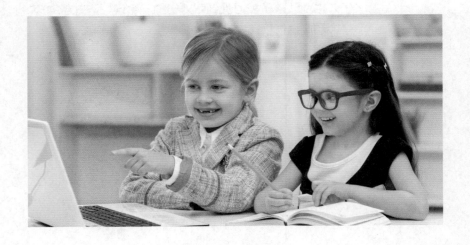

➪ 儿童长期久坐玩电子产品，容易造成儿童肥胖。

➪ 过早接触电子产品，长期近距离的视觉刺激，会损伤视力。

➪ 过多的资讯容易造成孩子分心、专注力低下、注意力不集中。

➪ 电子产品容易成瘾，影响孩子的心理健康和人际关系的培养。

其中，较为严重、普遍的后果就是造成孩子近视，而且近视的比例正在逐年上升，这种视力损害多数是不可逆的。

总而言之，拿电子产品当"保姆"，虽然方便有效，但只能偶尔为之，千万别让电子产品取代亲子职责，否则很容易造成孩子的视力损伤和人际关系、沟通认知、身心健康等方面的问题。

2 屏幕光害知多少

据报道，64% ~ 90% 的电脑使用者存在视觉疲劳，他们长期看电脑后，会出现眼不适、看不清、头晕头痛、无法继续眼作业等症状。随着智能手机的发展，因阅读载体改变而使得视觉功能远超负荷的问题越来越突出。很多成年人已经有明显的视疲劳现象了，对孩子而言，这方面的负面影响就更为严重。

为什么说使用电子屏幕会让眼睛更加疲劳呢？研究显示，人的眼睛在视物时，会有一个自然的对焦休息点，这个点在眼前80厘米处（平均值，因人而异），这也是眼睛在望向远处时更为轻松自然的原因所在。但在使用各项电子产品时，通常都会较自然休息点近，这时，眼睛需要不断地额外对焦，容易产生疲劳。

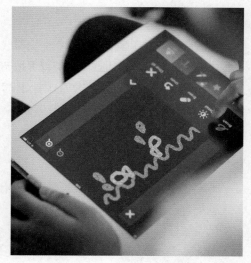

除了必须频繁对焦之外，同样是阅读较近的物品，使用电子屏幕和纸质书阅读，前者更容易视力模糊，同时产生较多的眼睛不适症状。

▷ 屏幕是一个自发光体，且对比强烈，看着屏幕就像盯着一个发光的灯泡看，刺激性较强。

▷ 手机或电脑屏幕上的画面通常是不断更新、变动的，画面更新频率越快，眼睛越容易感到疲劳和不适。

▷ 电脑屏幕是由许多个光点组成的，屏幕上显示的文字边缘较粗糙模糊，眼睛需要花更多的工夫来对焦。手机也是如此，手机上的字体较小，也需要多花眼力才能看清。

▷ 屏幕镜面较容易反射外界的其他光源，产生刺眼的眩光，使眼睛感到不适。

3 屏幕时代的护眼之道

在现实生活中，很难避免孩子完全不接触电子产品，因此，家长除了要控制孩子使用电子产品的时间外，更重要的是为孩子的眼睛买一份升值"保险"，确保孩子的好视力不会被提前耗尽。

控制用眼时间

为了保护孩子的眼睛，家长要减少孩子持续近距离视物的机会和时间，避免2岁以下幼儿接触电子屏幕，2~6岁儿童，每次不宜超过30分钟，大孩子每天接触电子产品的时间不宜超过2小时。

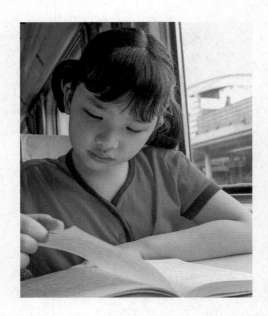

维持良好姿势

鼓励孩子端正坐姿，一定不能躺着或歪坐在沙发里，与手机或电脑屏幕保持一定的距离，并注意每隔半小时，闭眼休息5分钟左右，或去室外活动一会儿，并经常眨眨眼睛。

保证合适的光照

不要在强光和光线昏暗的环境下使用电子屏幕，屏幕镜面光如果与外界的光线反差太大，很容易反射外界的光源，形成眩光。所以，不要让孩子躲在被子里玩手机，或在黑暗中玩电脑，也不要让孩子在大太阳底下使用电子产品。

增加户外活动

在户外环境下，人的眼睛有更多的机会望向远方，可以让眼睛得到休息。多项研究表明，孩子的眼睛和身体接触阳光，可以降低患近视的概率，并减缓近视发展的速度。应保证孩子每天1~2小时的户外活动时间。家长朋友可以多给孩子安排放风筝、球类游戏等活动，都是非常好的护眼活动。

确保饮食营养

在保证多样化饮食的基础上，增加富含优质蛋白质、维生素、抗氧化营养素等对维持眼睛健康有益的食物的摄取，减少甜食的摄入。如果需要特别补充某类营养素，应咨询眼科医生的建议。

4 电子屏幕的安全用法

当然，电子屏幕并非完全不可取，现代化的电子产品也给生活带来了诸多便利，比如，孩子可以跟着电脑学习口语、在平板电脑或手机 APP 上就可以画图等。因此，家长也没必要让孩子从小拒绝这些电子产品，单纯限制儿童使用电子产品也不能完全规避儿童近视的发生。重要的是教会孩子正确使用这些电子产品，并随时监督孩子。

电视

电视给儿童带来了欢乐，也给他们带来了视力忧患。儿童看电视时应注意，眼睛与电视屏幕的距离以大于荧屏对角线长度的 4 倍为宜；电视机的摆放位置应略低于儿童的视线；儿童应坐在正对电视机的标准距离处，不要躺在床上看，也不要太偏斜；收看电视时，建议房间同时开一盏低度照明灯，不要在全黑的室内看电视；不要让孩子养成边看电视边写作业，或边看电视边吃饭的习惯；儿童连续看电视的时间不能过长，以不超过 1 小时为宜，近视儿童不宜超过 30 分钟。在此基础上，确保电视内容符合儿童特点，并且不会影响到儿童的休息和睡眠。

电脑

确保孩子每次玩电脑的时间不要太长；室内光线要适宜，不宜过亮或过暗；眼睛与屏幕的距离应为 40 ~ 50 厘米；电脑屏幕不要放太高，过高会导致孩子不自觉地睁大眼睛，进而加重视疲劳；看电脑半小时左右，应注意闭目休息一会儿或眺望远处，也可以做眼保健操；视力不好的孩子，可以戴合适的眼镜玩电脑。

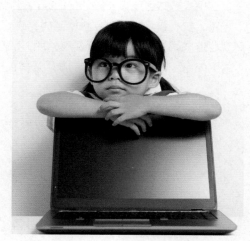

电子教室

原则上，投影仪、电子白板、电脑课程等，不建议在小学低年级推广，小学高年级和初中阶段就可以逐步加入了。这样可以有效控制中小学生群体发生近视的概率以及减缓近视的发展速度。同时，在使用过程中，建议将这类电子产品与传统黑板穿插运用，并适当增加师生互动、游戏互动、阅读等教学模式，以削弱电子产品的影响力。

3D 电影

3D 电影的画面移动速度快，景深不断变化，很容易导致视疲劳，还可能导致视物疲劳、头痛等症状，诱发假性近视，而且儿童受此症状的影响会比较大。因此，家长应尽量少带 10 岁以下的儿童去看 3D 电影。

二 眼外伤 "牵连" 视力问题

铅笔、钢笔、尺子、剪刀、玩具枪弹、石子……在孩子的手里，这些"小玩意儿"都可能变成"伤眼利器"。研究显示，儿童眼外伤是常见的小儿眼外科疾病，不仅会损害儿童的视功能，而且会影响其身心健康，给家庭带来创伤。

1 小孩子更易发生眼外伤

儿童生性活泼好动，好奇心强，但由于年幼缺乏生活经验，对自身行为可能触发的伤害认识不足，且自我保护及躲避伤害的能力差，因而比成年人更容易发生眼外伤。

引起儿童眼外伤的常见原因

绝大多数造成孩子眼外伤的原因是意外受伤或误伤。1～3岁的婴幼儿，由于刚刚学会走路，步态蹒跚，很容易跌倒磕碰，碰到桌椅的棱角、地面的石块或手里拿着的玩具等，容易造成眼外伤。学龄前及学龄期的儿童喜欢打闹，好动，常有冒险和冲动行为，容易造成眼外伤。造成儿童眼外伤的原因通常包括以下几方面。

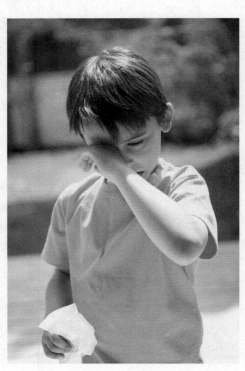

⇨ 运动所致，如跌伤、撞伤等。

⇨ 玩弄棍棒、石块、弹弓、仿真手枪等玩具。

⇨ 打架时拳击眼睛造成的眼睛挫伤。

⇨ 观看电焊光引起角结膜灼伤。

⇨ 紫外线、红外线照射，可引起角膜、结膜炎。

⇨ 异物进入眼睛，如灰尘、木屑、飞虫、金属碎片等。

⇨ 接触酒精、石灰、水泥等化学物品时，也容易误入眼内造成眼外伤。

⇨ 过年时孩子喜欢放鞭炮，鞭炮容易引起眼外伤。

⇨ 交通事故，如发生车祸时，汽车

前座上的儿童容易被玻璃片伤及眼睛。

⟹ 近年来，玩一次性注射器而伤及眼球的事例也比较多见。

避免儿童眼外伤，关键在预防

孩子在玩耍和活动时，家长要从以下几方面加以重视。

⟹ 选择玩具和游戏时要考虑孩子的年龄和适应性，避免投射类玩具，如标枪、子弹枪等，避免异物射入眼睛里。

⟹ 孩子在玩具有潜在危险性的玩具或游戏时，家长要从旁指导或监督。

⟹ 不要让孩子在有低矮悬挂物的地方活动。

⟹ 任何尖锐的物品都可能导致严重的伤害，如果孩子拿着它们，请务必在一旁指导。

⟹ 将一切化学药剂，包括清洁用品、油漆、杀虫剂、胶水等，放在孩子碰不到的地方。

⟹ 夏季光线强烈时，带孩子到户外活动务必戴上遮阳帽，做好防护措施。

⟹ 冬季在户外玩雪的时间不要太长，这是因为阳光中的紫外线在雪地上的反射会增强，强烈的紫外线易对角膜造成损伤。

如果不幸发生眼外伤，应及时就诊。意外伤害造成的眼睛伤害，经过正确处理，通常可以有效避免视力丧失，家长往往不能自行判断眼伤的伤害程度，所以只要初步处理完就要赶快就医。

2 眼睛出血父母巧处理

眼睛受伤出血，通常是由眼睑裂伤或眼球破裂伤引起。当孩子不幸出现眼睛出血情况时，家长不要盲目处理，以免加重伤情。

眼睑裂伤多由锐器切割或猛烈撞击所引起。儿童发生眼睑裂伤有出血时，如果出血不多，可以直接到就近的医院就诊；如果有活动性出血，送医途中可用清洁干燥的毛巾或纱布轻轻按压止血。

如果是因眼球破裂伤引起的眼睛出血，在送医途中可以用清洁干燥的毛巾覆盖住孩子的双眼，这样可以让孩子闭目休息，减少眼球转动，让孩子的情绪慢慢平稳下来。千万要安抚好孩子，别让其因哭闹或恐惧用力揉眼，以免加重对眼睛的损伤。

3 眼睛进异物，千万别揉眼

生活中难免会有一些异物进入眼睛里，引起疼痛、流泪、睁不开眼等。遇到这种情况，多数人都会用手去揉眼睛，希望把异物弄出来。但这种做法是错误的。如果异物较大，揉眼会擦伤角膜，甚至使异物嵌在角膜内不易脱落出来，加重损伤，影响视力。而且，手上细菌较多，揉眼时容易将细菌带入眼内引起发炎。

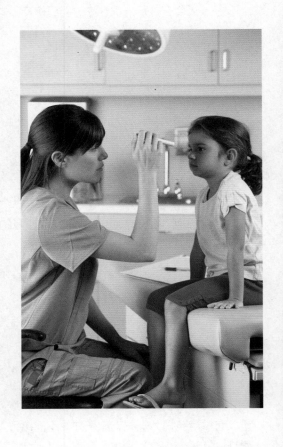

一般情况下，眼睛里进异物，可以按照如下的方法来处理：当异物进入眼时，应轻轻闭眼一会儿，或用手轻提上眼皮，一般附在表面的眼睛异物可随眼泪自行排出；若异物不能自行排出，仍有磨痛，异物可能在上眼皮里面的睑结膜上，可把眼皮翻过来找到异物，用湿棉棒或干净手绢轻轻擦掉，也可以用清洁的水冲洗，磨痛立刻消失；若翻过眼皮仍未找到眼睛异物，那异物可能是在角膜上，千万不要自己动手去取，应及时就医治疗。

不同类型的异物入眼，处理方法也不同。

眼内进入沙尘类异物时

用两个手指头捏住孩子上眼皮，轻轻向前提起，往眼内吹气，刺激流泪冲出沙尘；也可翻开眼皮查找，用干净的纱布或手绢轻轻沾出沙尘。

眼内进入铁屑类或玻璃、瓷器类等危险颗粒时

应立即就医，而且途中千万别让孩子揉眼睛，也不要试图自行帮他去除异物，尤其是黑眼球上有嵌入物时，应让孩子闭上眼睛，然后用干净的纱布或毛巾覆盖住孩子的双眼，减少其眼球转动。

眼睛内进入了刺激性强的液体时

如果孩子眼睛内进入了刺激性强的液体，如洗洁精、酒精等液体时，应立即就近寻找大量清水冲洗受伤的眼睛。冲洗时将伤眼一侧朝向下方，用食指和拇指扒开眼皮，尽可能将眼内的化学物品全部冲出。如果孩子不配合，也可以让孩子的头埋在装满清水的脸盆中，同时左右摇摆头部并做睁闭眼的眨眼动作，禁止揉眼，再尽快就医。

眼内溅入生石灰

既不能用手揉，也不能用水冲洗。正确的处理方法是，用棉签或干净的手帕一角将生石灰粉沾出，然后再用清水反复冲洗伤眼至少15分钟，冲洗后需立即去医院检查和治疗。

4 别让孩子玩玩具枪

玩具枪是具有一定杀伤力的，孩子玩耍时非常容易伤到别人，也容易伤到自己。仿真玩具枪的构造原理主要是以机械动力和空气动力射击弹丸为主，子弹的材料以金属和塑料为主，外观和手感都近似真枪，而且不少玩具枪射程远、威力大。

很多小孩子都喜欢玩仿真玩具枪，尤其是男孩子，对玩具枪情有独钟。如果孩子玩闹时，对着小伙伴近距离"开枪"会伤及眼睛，玩具枪的子弹射击到墙壁反弹回来还易伤害孩子自己的眼睛。一旦眼睛被射中，轻则眼部组织挫伤，重则眼内出血、眼球破裂，导致视力受损、低视力甚至失明、斜视、眼球萎缩等，不仅丧失视功能，而且影响外观，还会造成心理上的严重伤害。

家长和学校老师都要做好儿童的安全教育，尽量不让孩子玩锐利玩具，远离暴力玩具，即使孩子要玩，家长也要多留心，加强监管和防范，让孩子远离危险，在安全、快乐的环境里成长。如果孩子的眼睛不慎被子弹打伤，有的孩子会出现眼球泛红症状，这时千万不要觉得滴几滴眼药水就好了，应及时送往正规医院检查和治疗。另外，即使孩子的眼睛被射伤后看起来并没有泛红，但很有可能眼睛内部会出现问题，等几天后发现再送往医院，很有可能落下终身性的后遗症，因此，及时就医非常重要。

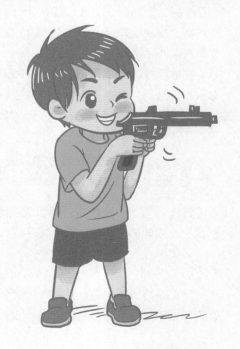

5 眼眶骨折有什么后果

眼眶骨折常见于颅颌面损伤，多因交通事故、拳击伤或摔伤引起。眼眶骨折有单纯骨折和复合骨折两种，前者眶缘完整，仅眶壁发生骨折；后者不仅眶壁骨折，还联合眶缘骨折，或颧骨复合体、鼻眶筛及额骨骨折。

眼眶骨折通常可以出现如下症状：①结膜下出血、眶周瘀斑、眶内出血、眶周水肿或麻木及皮下气肿；②骨折可造成眶腔扩大，出现眼球向下和向后移位，早期症状可能不明显，待肿胀消退，眼球内陷即可显露出来；③眼外肌移位牵拉或嵌顿而导致眼球运动障碍；④眼球下陷、内陷，眼外肌损伤或眼运动神经损伤均可产生斜视、复视等症状。

眼眶骨折患儿应做 X 线平片、眼眶 CT、眼眶 MRI 等影像学检查，以确定危险因素，并制订治疗方案。骨折早期可能会出现创伤性复视，如果 CT 检查未发现软组织及眼外肌嵌顿，眼外肌牵拉试验阴性时，无须特别处理。如果复视症状明显、眼球运动受限、眼外肌牵拉试验阳性、CT 检查发现眼外肌及其周围组织嵌顿，需要及时进行手术治疗。

6 视神经挫伤的表现与处理

视神经挫伤通常是由外力的钝性打击或挤压而引起，尤其是来自眉弓颞上方的钝击或挤压伤，其可导致视神经管扭曲或变形，造成视神经受压。

视神经挫伤往往与颅脑损伤并存，对视力的伤害通常有以下几方面：①视力急剧下降，严重者甚至无光感；②瞳孔直接对光反应减弱或消失，间接对光反应存在；③早期眼底检查正常，晚期视神经萎缩；④伤眼色觉减弱，视野缺损；⑤颅脑和眼眶 CT 检查可正常，亦可有视神经管骨折、视神经鞘血肿等。

视神经挫伤后，应多闭目休息并及时就医。医疗措施方面，通常会给予大剂量糖皮质激素、高渗剂、神经营养剂（如维生素 B_1、维生素 B_{12}）、鼠神经生长因子等积极治疗。必要时可以采取视神经管开放减压手术治疗。

7 燃放烟花爆竹要避免眼炸伤

每逢春节，燃放烟花、爆竹添热闹是常事，这也是小朋友们非常喜欢的一项活动，烟花好看养眼但也伤眼，避免孩子眼炸伤，是广大家长朋友都应关注的问题。

鞭炮伤眼的严重后果

烟花爆竹伤到眼睛，轻者烧伤眼睑皮肤和眼球表层组织，虽然经过适当治疗有些人可以恢复正常，但有些还是会遗留一些损伤痕迹，损害视力，影响面部美观。损伤严重者，眼睑皮肤烧焦，眼球挫伤破裂，眼内积血或大量眼内容物脱失，眼球塌陷进而丧失眼球，造成终身残疾。

提高防范意识是关键

首先，在选购烟花爆竹时，一定要到有销售许可证的专营店购买；产品外观应完整，标识要清晰，应有厂名、厂址、燃放方法的说明及注意事项；鞭炮引线要完整结实，无损坏，长度合适。

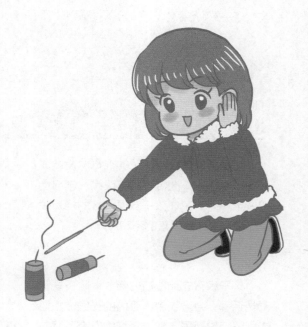

其次，燃放烟花爆竹时一定要严格按照说明书，如遇熄火、哑炮等情况，不要立即俯身近距离查看，要耐心等待；切忌把爆竹放在玻璃瓶、易拉罐中或埋在沙石堆中燃放；燃放时一定要远离人群，如果可以，建议戴上防护眼镜。

另外，尽量不要给孩子玩烟花爆竹，如果孩子非要玩，家长需要在一旁监督指导。

鞭炮炸伤眼睛的处理

如果不慎发生鞭炮炸伤眼睛，家长一定要沉着冷静，并做好急救处理。

⇨ 首先判断伤情。如果只是轻微皮肤烫伤，患儿可睁眼；注意有无睫毛烧焦变卷，如有则可能烧伤眼球；如果伤及眼球，患儿常有不能睁眼、眼红、畏光、流泪或流血水等表现。如果孩子眼皮睁不开，切忌用劲扒开看，以免对眼球造成二次伤害。

⇨ 一旦眼球受伤，马上让孩子轻轻闭上眼睛，并尽量减少眼睛转动，可用干净的纱布或毛巾遮盖孩子双眼，并及时就医。切忌反射性揉挤，以免适得其反。

⇨ 如果有鞭炮冲击到了眼眶或是太阳穴附近，即便没有任何伤口，也要检查双眼视力、眼底等，并及时就医，以免造成视神经的损伤。

三 远离视觉不良，避免视力损伤

视觉不好对孩子的影响非常大，会影响孩子的学习、性格，甚至会限制孩子未来的人生发展。家长一定要重视孩子的视觉发育，尽量规避可能导致孩子视觉不良的各种先天和后天因素，从小就帮助孩子做好视力保健。

1 影响孩子视觉发育的主要因素

很多因素都会对孩子的视觉发育造成影响，包括先天遗传、后天眼病、学习负担过重等。为了让孩子获得良好的视力，应尽量减少这些因素的不利影响。

先天发育障碍

孩子患有先天性白内障、上睑下垂、倒睫毛等，会导致进入眼内的光线被阻挡或削弱，进而导致视神经细胞发育不好，视觉发育受阻碍。

后天眼病的影响

如果孩子在童年患了角膜炎，或因眼外伤使角膜混浊、晶状体混浊等，就会影响到孩子眼睛的透明度，如果不能得到及时、正确的治疗，后天视觉就会发育不良，并影响成年后的视力。

长期视力不良

由于遗传或其他某些因素，孩子生下来就是高度近视、远视或散光等，但没有尽早得到矫正与治疗，这样孩子长期处于视物模糊的状态下，可能会导致视细胞发育不良而形成弱视。

不恰当的"早教"

6岁以前孩子的整体视觉没有发育成熟，看书写字本来就吃力，若再加上家长不恰当的"早教"，如让1~2岁的孩子学习数学、英语等，很容易使眼肌加重对眼球的压迫，进而形成近视。

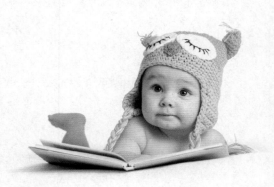

用眼负担重

孩子上学以后，若长期处于强大的升学压力下，会因为学业过重而出现长时间看书、写字的情况，这样会直接透支眼睛的健康，进而导致视力下降或者视觉发育不良。

其他因素

有研究表明，孩子处在恐惧、焦虑的环境下，或经常被斥责，视中枢会传递出让人体各器官紧张的指令，眼肌的持续紧张也会造成视力受损。另外，如果孩子总是挑食、偏食或缺乏某些营养素，也容易导致大脑和视网膜的发育受影响，进而影响到视觉功能。

2 先天性眼病的形成

先天性眼病，即婴儿一出生就患有的眼病。导致先天性眼病的原因主要有两个，一个是基因遗传影响，一个是孕产期的外因影响。

基因遗传的影响

遗传因素指的是家族中的基因缺陷代代相传。常见的遗传性眼病有：病理性近视、先天性白内障、先天性青光眼、视网膜母细胞瘤、先天性上睑下垂、遗传性夜盲、原发性视网膜色素变性、红绿色盲、先天性角膜营养不良、遗传性视神经萎缩等。

孕产期外因的影响

孕妇在怀孕期间、生产前后等接触不良因素也可能导致胎儿出生后患先天性眼病。

> 妊娠前3个月，孕妇感染了风疹病毒，可能引发胎儿眼睛先天畸形，如先天性白内障、先天性青光眼、小角膜等，其中先天性白内障发病率尤其高。

> 一些药物可能导致先天性眼病，如土霉素、四环素、链霉素、氯丙嗪、皮质激素、抗癫痫药、苯丙胺、抗叶酸药、甲氨蝶呤等。如果在孕期常用这些药物，可能使胎儿眼睛致畸。

> 孕期长期接触某些化学物质也可能使胎儿眼睛致畸，如铅、锂、镁过量可致独眼，二硝基酚可致白内障，偶氮染料可致白内障、视网膜异常等。

> 孕期受X射线辐射可导致胎儿小眼球、无眼球等；接受超声波治疗的孕妇，可致胎儿白内障。

> 孕妇严重缺乏维生素A，可使胎儿出现夜盲症、干眼症、小角膜等。

> 孕妇抽烟、饮酒过度等，都可能损伤胎儿视神经系统发育，导致先天性白内障、小眼球、眼球震颤等。

> 早产儿、低体重儿接受吸氧治疗不适当者，会引起早产儿视网膜病变。

3 胎儿也需要"养眼"

女性在怀孕后就要做好胎儿的视力保健，尽量避免可能导致胎儿眼睛致畸的因素，减少先天性眼病的发生。

孕早期预防风疹病毒

在风疹病毒流行期，孕妇要少去人口密集、空气不流通的场所，或在备孕期间就注射风疹病毒疫苗，并确保体内有抗体。

远离化学物质

孕期要远离甲醛、铅、砷、苯、锂、一氧化氮、二硝基酚、偶氮染料、农药等，如果因工作原因常接触到这些化学物质，应申请暂时调离。汽车尾气含铅量高，孕妇不要在车水马龙的街边久待；油漆、涂料里含有大量甲醛、苯等有害物质，孕妇不要入住新装修的房子。

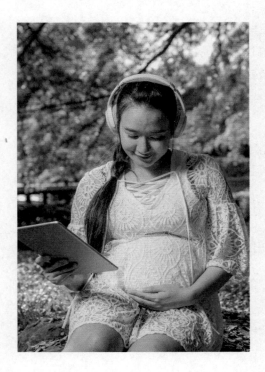

少用药或遵医嘱用药

怀孕后能不用药就不用药，如需用药，一定要遵医嘱。另外，服用维生素剂、鱼肝油等营养品也应适量，并遵医嘱服用，过量服用也可能导致胎儿眼睛畸形。

戒烟、戒酒

孕妇及其家人都要戒烟，同时孕妇还要尽量避免公共场所吸入二手烟的机会。另外，怀孕之后要戒酒、戒咖啡因，以免危害自身及胎儿的健康。

加强营养

孕妇要注意多样化膳食，以补充均衡的营养，多吃富含优质蛋白质的食物，如鸡蛋、鱼、瘦肉、豆制品等。另外，钙、铁、锌、碘、维生素A、维生素C、B族维生素等，都是有利于胎儿及其眼睛发育的营养元素，孕妇可适当多吃富含这些营养素的食物，以保证胎儿健康发育。

创造舒适的环境

孕妇住的房子宜阳光充沛，通风好，噪声少，远离厨房油烟。同时，保证充足的睡眠，适度活动，多听一些舒缓优美的音乐，保持心情愉快。另外，孕期孕妇也要注重眼睛保健，尽量不要戴隐形眼镜，以免增加角膜损伤的风险。

4 眼保健从新生儿做起

孩子出生后，眼睛和视力都非常脆弱，容易受到外界因素刺激而影响视力发育。想让小宝贝拥有一双明亮的眼睛，从新生儿期开始就要做好眼睛保健。

分娩时预防产道细菌的侵袭

在自然分娩（顺产）时，胎儿要经过产道的挤压娩出，这样就增加了新生儿眼结膜囊被产道细菌感染的可能性，并可能因此引发新生儿急性眼炎，进而损伤角膜。因此，助产医师或护士会在新生儿娩出后，清洁其眼睑上的污物，或立即给孩子结膜囊滴入0.3%氧氟沙星眼药水，防止感染。

防止强光直射宝宝眼睛

小宝贝出生后，高兴的莫过于初为人父母的爸爸妈妈，特别是很多新手爸爸。在宝贝刚出产房不久，就想要拍下或记录下宝宝的"第一次"，继而是"满月""百天""生日"。这样的记录很有意义，但家长在拍照时需考虑到婴儿稚嫩的眼睛，婴儿的眼睛还在发育期，视网膜感光细胞非常娇嫩和敏感。因此，给6个月以内的婴儿拍照，要用自然光，不要用闪光灯，以免强烈的光线损害宝宝的视网膜细胞。带孩子出门晒太阳时，注意不要让太阳直射孩子的眼睛，可以让孩子的后脑、背、胳膊、腿接受阳光照射。

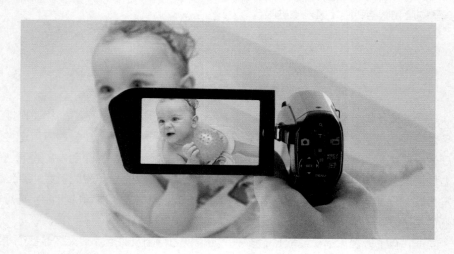

婴儿房要有合适的光线

孩子的视力是出生后逐渐发育成熟的，在这个发育过程中，眼睛需要光明的启动，视细胞需要光线的刺激，所以，婴儿房的房间要有一定的光线。有的产妇在坐月子期间怕光怕风，门窗紧闭，拉上厚窗帘，以致房间昏暗，这样既不利于自身健康，也不利于孩子的视觉发育，是不可取的。不过，婴儿房的光线也不能太强烈。

悬挂玩具有讲究

有的家长为了促进新生儿视觉的发育，会在宝宝的小床上方或周围悬挂五颜六色的玩具。五颜六色的物品确实有利于新生儿视觉的发育，但需注意不要将玩具挂得太低，也别让玩具固定在一个位置不动。这是因为，近距离看固定的东西，会引起眼内集合过强的内斜视，并且容易引发视疲劳，影响眼睛的屈光。因此，家长不要把玩具固定挂在婴儿床的某个位置，应经常变换悬挂的位置和角度，或者家长直接拿着玩具忽远忽近、忽左忽右地移动，逗引宝宝，让其眼睛随着玩具运动，每次时间控制在5~10分钟。

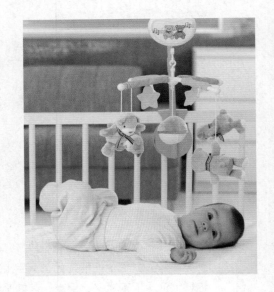

保持婴儿眼睛卫生

每天用专用的、干净的纱布或小手帕给孩子洗脸、清洁眼睛。孩子困倦或睡醒时，可能会用小手揉眼睛，因此，清洁婴儿的小手也非常重要。外出时，注意用帽子和纱巾遮盖住孩子的脸和眼睛，防止风沙吹进眼睛。

S 童年是改善视觉的关键期

孩子的童年期，既是眼睛发育的成熟阶段，也是视觉发育的敏感期和关键期，因此童年也是视功能可塑性很强的时期。处在童年期的孩子，其视觉缺失是有可逆性的，对治疗的反应也极其敏感。比如，因先天性白内障、上睑下垂、倒睫毛、角膜混浊等造成视力低下的孩子，如果早期进行积极治疗，眼睛还能有接受光刺激的机会，视细胞也可能发育好。但如果过了敏感期和关键期再治疗，视细胞失去了发育的机会，再想视力上升就很难了。

同理，有了近视、远视或散光的孩子，如果视力得到及时治疗，大多数都能重获良好视力；如果延迟到12岁以后再治疗，错过了最佳时机，治疗效果会变差，孩子可能会终生处于朦胧的世界里。

因此，家长一定要抓住孩子视力改善的关键时期——童年期，在此阶段多关注孩子的眼睛健康和视力状况，从小给孩子奠定一个良好的视觉基础。

6 家长要密切关注孩子的视觉状况

从孩子出生至整个童年期，家长都要密切观察孩子的眼睛及视觉发育状况，及早发现问题并进行正确治疗，以免影响孩子未来的视力。

留意早产儿、低体重儿的视力状况

医学上常把胎龄不足32周的新生儿称为早产儿，体重低于1500克的新生儿称作低体重儿。早产儿出生时视网膜并没有完全发育成熟，容易发生视网膜病变，如视网膜脱离等。另外，早产儿多体重过轻，出生后都需要吸氧，进保温箱治疗，这些因素都增加了发生视网膜病变的可能性。

早产儿、低体重儿出生后，如果发生过窒息或进行过吸氧治疗，都应在满月后进行常规眼底检查，如果视网膜没有病变或轻度病变，则每两周随访检查眼底一次。如果视网膜病变严重，应在诊断72小时内进行视网膜手术，挽救孩子的视力。

观察孩子的视觉状况

家长可通过对婴儿的表现、表情和动作进行观察，来判断不同月龄、年龄孩子的视觉发育好坏。

> 初生婴儿接受强光时会闭眼，瞳孔会有对光反射，即当光线由暗到明时，瞳孔可由大变小，反之，瞳孔由小变大。

> 出生后的前几周内，婴儿眼睛视网膜看不到清晰的图像，两只眼睛只能无目的地随意运动，不会跟随大人的手指运动。还可能会出现暂时性的斜视，或两只眼睛运动不对称的情况，这种情况通常会在出生2~3周后消失。

> 5~6周开始，婴儿的双眼就能注视物体了，并能跟随大人的手指移动，维持几秒钟。

> 在半个月到2个月大时，当物体很快接近眼前时，可引起婴儿的眨眼反应。

> 在半个月到5个月大时，婴儿会学着认识妈妈，然后学着认识其他亲近的人。当妈妈的脸部出现在眼前时，婴儿会有兴奋和愉悦的情绪反应。

> 3~4个月的婴儿会用手去触摸物体，眼睛会追随活动的玩具，会朝大人所在的方向看。

> 5个月的婴儿可以鉴别物体的颜色和形状，首先喜欢红色玩具，随后喜欢黄色玩具。

⇨ 6~7个月时能够抓着玩具左右移动。

⇨ 6个月以后，婴儿眼睛的深度知觉开始发展，能逐步感觉到物体有凹凸深度。但直至5~9岁，深度知觉才变得精确起来。

⇨ 1岁半的孩子在家长的教导下，多数可以辨认目标细节和方向。1岁到1岁半的孩子的远视力可达0.2~0.3。

⇨ 2岁的孩子对电视及天上的飞鸟感兴趣，走路能主动避开障碍物，远视力可达0.4~0.5。

⇨ 3岁的孩子能辨认细小的物体，远视力可达0.5~0.6。

⇨ 4岁的孩子有双眼单视功能，远视力可达0.6~0.8。

⇨ 5~6岁的孩子，视力可达0.8~1.0。

留意孩子眼睛的异常表现

孩子在儿童期眼睛若出现如下不正常的表现，家长应引起重视，并及时到医院就诊检查和治疗。

⇨ 婴儿对光照无反应，面部不转向明亮处。视力极低的婴儿常有用小手挤压眼睛的习惯。

⇨ 如果双眼视力发育正常，当婴儿被遮挡住一只眼睛时，婴儿无异常反应；如果双眼发育不平衡，遮盖功能较差的眼睛，孩子表现平静，遮盖功能较好的眼睛，孩子则可能因为看不清楚而表现出烦躁、哭闹、摇头等，并试图用手去撕扯遮盖物。

⇨ 对周围事物表情淡漠，家人的说话声或玩具的声音不容易引起宝宝兴奋。

⇨ 会走路的幼儿智力正常但动作笨拙，经常跌跌撞撞甚至摔跤，躲不开眼前的障碍物，或动作缓慢、不喜欢剧烈活动或活动范围较小等。

⇨ 孩子看上去眼神不对劲，常无目的地转动，双眼不能同时注视一个目标。

⇨ 视物时经常偏头、歪着脸看，看电视时也歪头眯眼。

7 这些孩子是潜在的近视高发群体

近视有其生理特性，有些孩子会更容易发生，家长应引起警惕。

↪ 早产儿、新生缺氧儿、部分低体重儿，其眼睛可能会因为出生后进行的医疗干预而受到损伤，较正常足月婴儿更容易发生近视。

↪ 双胞胎早产率高，且婴儿出生后营养也可能不足，比单胞胎孩子更容易发展成近视眼。

↪ 孩子营养不良、体质差或大病未愈时，眼球壁相对薄弱，在眼肌的压迫下，眼球壁容易扩张，使眼睛的前后轴伸长，更易发生近视。

↪ 长期饮食营养不均衡、喜欢吃甜食的孩子，还有不爱吃蔬菜和水果的孩子，以及肥胖儿等，近视的发病率会相对较高。

↪ 8~15岁的孩子，其用眼频率相对较高，常缺乏户外活动，若不注意用眼卫生，很容易发展成为近视眼。

8 帮助孩子顺利度过近视高发期

学龄期是孩子视力开始分野的时候，从小学到中学是孩子近视高发期，也是眼睛屈光不正的形成期。发生近视的主要原因是长时间近距离用眼。由于学业加重、用眼疲劳，一部分孩子近视持续发展，并在13~15岁跳跃性地进入高度近视。这期间，帮助孩子顺利度过近视高发期非常重要。

↪ 培养孩子良好的用眼卫生习惯，看书学习的时间不能太久，姿势要正确。

↪ 为孩子创造良好的视觉环境，如合适的室内光线、合适的桌椅等。

↪ 减轻孩子的学习压力和心理压力。

↪ 增加中小学生的户外活动时间。

↪ 平时要坚持让学生认真做好眼保健操。

↪ 孩子的食谱要注意营养均衡，并多让孩子吃含维生素丰富的食物，如各种新鲜蔬果、蛋类、乳制品、鱼、瘦肉等。

↪ 每年带孩子进行视力检查，做好防治工作。

↪ 在医生的指导下，对近视屈光度发展较快的12岁以上的孩子，可以戴角膜塑形镜，减缓近视度数的发展，以免形成高度近视。

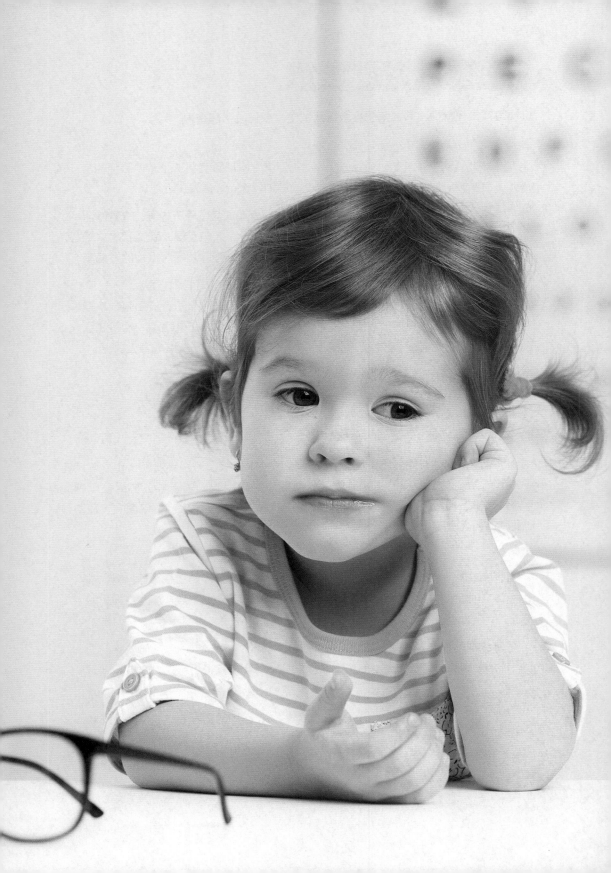

Part 3

巧用科学方法，
帮助孩子恢复视力

孩子良好视力的维持以及不良视力的恢复，都离不开正确的用眼习惯和长期的坚持，如果能将科学的训练化为日常生活的一部分，并养成良好的习惯，科学用眼就成了自然而然的事情。当然，正确戴眼镜以及必要时的手术治疗也不可或缺。

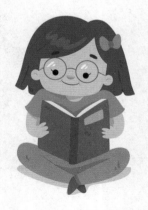

一 改变用眼坏习惯，拯救视力很容易

调查发现，我国青少年中近视的人数正在逐年增加，而且低龄化现象越来越严重，这与孩子的用眼坏习惯密不可分。因此，家长和学校老师都应帮助孩子从小养成良好的用眼习惯，并为孩子塑造健康的视觉环境，让每一位小天使都能拥有一双健康明亮的眼睛。

1. 培养孩子良好的用眼习惯

近视的产生主要有两个因素——遗传因素和环境因素。遗传因素属于先天因素，环境因素为后天因素，主要受用眼习惯和视觉环境的影响。不少孩子喜欢趴在桌子上、床上看书，或是边走路边看书，或是在光线不足的地方看书，长时间下来，眼睛离书本越来越近，视力也越发低下。因此，从小养成良好的用眼习惯非常重要，能对眼睛起到持续的保护作用，是预防孩子视力不良的重要措施。

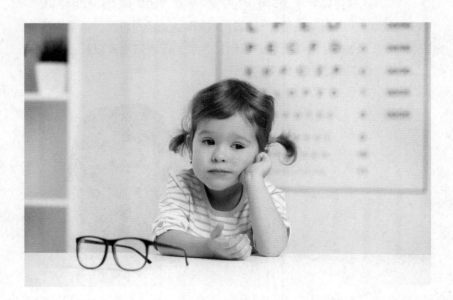

家长和学校老师要时刻关注孩子用眼习惯正确与否，并及时纠正其不良用眼习惯。良好的用眼习惯包括孩子在上课、读书、写字时的正确姿势，孩子在使用电脑或看电视时的用眼卫生，合理的学习时间，用愉快的心情学习等，并注意避开用眼禁忌，如边走路边看书等。

除此之外，良好的视觉环境也非常重要。儿童尤其是幼儿，尚处于眼睛发育期，良好的视觉环境有助于健康用眼，减少后天性近视的发生。良好的视觉环境涉及的因素包括学习时的采光照明、孩子桌椅的卫生要求、孩子读物的颜色、教室和儿童房的颜色、孩子的户外活动等多方面。

2 正确的读写姿势很重要

孩子在上课、看书或写字时，都应保持正确的姿势，这样有助于减轻用眼压力，缓解视疲劳，进而预防近视。

正确的读写姿势

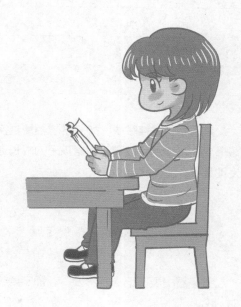

➪ 无论何时，坐姿要端正，上身挺直，后背靠在椅背上，身体与桌子保持一个拳头的距离。

➪ 看书时，眼睛与书本保持约1尺（30～35厘米）的距离。

➪ 握笔时手与笔尖保持约1寸（3厘米）的距离。

3 给孩子准备合适的桌椅

除了读写姿势要正确之外，给孩子准备适合学习用的桌椅也很重要。孩子看书学习用的桌椅高低要适合孩子的身材，过高或过低都会迫使孩子眼睛靠近书本，增加眼睛的调节频率，使眼睛疲劳。给孩子准备桌椅的原则为：

➪ 孩子取坐姿时，前臂水平，肘部刚好落在桌面上的高度叫肘高。桌面高与肘高相等，或低于肘高1～4厘米，为合适。

➪ 椅面高应与孩子的膝盖高相等，即孩子坐在椅子上，双足能放在地上。

在此，按照孩子的身高估算出合适的桌椅高度，可以用作学校和家庭为孩子布置桌椅时的参考。如下：

身高（厘米）	桌高（厘米）	椅高（厘米）
120 以下	60 以下	32 以下
120 ~ 129	60	32
130 ~ 139	64	34.5
140 ~ 149	68.5	37
150 ~ 159	73	40
160 ~ 169	77	43
170 ~ 179	80 ~ 83	44 ~ 46

孩子生长发育较快，如果不想频繁更换孩子的书桌，可以选择能调节高度的升降式儿童书桌，这样就可以随时根据孩子的成长进行调整，让他们的每一个学习阶段都能健康舒适地用眼。

4 避开三个不宜看书的时机

孩子看书要牢记"三不要"，即不要边走路边看书、不要躺在床上看书、不要在坐车时看书。

走路时

如果孩子有边走路边看书的习惯，家长一定要引起注意，并督促孩子改正。这是因为，走路时人体前后移动，拿书的手和头也跟着移动，眼睛和书本的距离就在不断变化中，这时眼睛为了看清书本，需要不断地调整焦距，长时间下来，很容易产生眼肌紧张，导致视疲劳，继而发展成为近视眼。而且边走路边看书也不安全，因此，要改掉这个坏习惯。

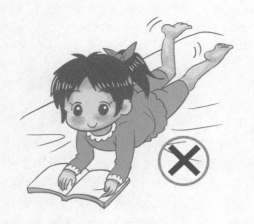

躺着时

孩子坐在床上看书，只要眼书距离正常就是可以的。躺在床上看书则不可取。孩子躺着看书，眼睛与书本的距离容易偏近，尤其是躺着凑在一侧的灯光下看书，双眼与书本的距离是不一样的，容易引起一侧眼睛的近视。

坐车时

很多孩子都会在坐地铁或公交车的时候拿出书本翻看，这个习惯很不好。开动的车摇晃很厉害，尤其是公交车，这种晃动会使得眼睛与书本的距离不断地大幅变化，迫使眼睛频繁调节对焦。因为距离变化太快，焦点很难清晰，而大脑为了看清书上的字，会迫使眼肌过度频繁地收缩与舒张，很容易产生眼肌紧张和视疲劳。

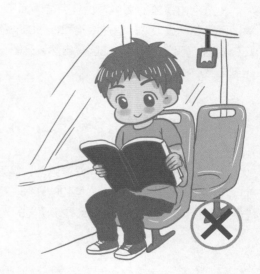

5 孩子学习的时间不能太长

长时间近距离看书，眼睫状肌和晶状体会因长时间工作而疲劳，导致其弹性下降；眼直肌的持续工作，会对眼球产生持续的压迫，易使眼球直径被拉长，进而产生近视。因此，孩子学习的时间不能太长。一般来说，孩子近距离学习40～60分钟，就要休息或远眺15分钟，如果条件允许，可以去户外活动15分钟，防止视疲劳。

6 孩子的读物应选择柔和的色调

一般来说，印刷品主流模式是白纸黑字，因为白纸黑字印刷品的亮度对比率较高，比较好辨认，可以使眼睛离读物远一些。但过白的纸会增加反光而引起眩目。所以，孩子的读物纸张不宜太白或太暗，应以柔和色调为主。有研究显示，儿童读物用淡黄色和淡绿色纸，黑字印刷，亮度对比率可达95%，既保证了高亮度对比率，也避免了强光下白纸反光引起的眩目，有利于孩子视力保健。另外，家长还需注意尽量不要给孩子买字体太小、印刷模糊、行距密集的书。

7 用彩色装扮孩子的房间

色彩缤纷的环境可以促进孩子视细胞色觉的发育，所以，不妨把孩子的房间装扮得丰富多彩一些。儿童的房间除了天花板是白色的以外，墙壁可以刷成淡黄色、淡蓝色、淡绿色、淡粉色等温馨、柔和的色系。淡黄色的房间可以使人心情振奋，淡蓝色和淡绿色可以让人心情平静，淡粉色的房间可使人感觉温馨、甜蜜。

儿童房内摆放的物体，也要有鲜明而不刺眼的色彩。室内可以布置一些蓝天、大海等图画，蓝色是公认的有益眼睛和视力的颜色。墙上可以挂一些远景的图画，如远山、森林、湖泊、河流、草地、花园等自然风光图，这类图画有利于孩子远眺，使眼肌和心情都得到自然放松。

8 眼睛喜爱光明的世界

为什么深海动物大多是"睁眼瞎"？因为它们缺乏阳光的照射。眼睛是视觉器官，它们喜爱追逐光明，喜欢明亮、柔和的光线。视细胞只对光有反应，光能促进视细胞的发育与更新。所以，多让孩子的眼睛处于明亮的光线下吧！

让眼睛沐浴阳光

孩子生活与学习的房间应该宽敞、向阳，窗户要大。温暖的阳光溢满房间，可以让孩子紧张的眼部肌肉得以放松，同时激活视细胞，有助于视觉的发育。阳光也能让孩子的心情变得开朗、快乐。但需注意，避免强光直射眼睛，且不要长时间让眼睛暴露在刺眼的阳光之下，因为眼睛长期被大量的阳光紫外线照射可损伤晶状体和视网膜。

在自然光线下读写

白天可以让孩子在自然光线下读写，光线应来自左上方，以避免右手写字时挡住光。不能在强烈的阳光下看书，强阳光加上书本的反射光易使瞳孔持续缩小，甚至痉挛。

学校采光照明需求

学校教室要开大窗户，尽量使用自然光。当夏季有强烈光照时，要加窗帘，避免强光照在书本和黑板上而产生眩目。如果自然光线不足，应使用照明灯具，灯具光源应稳定，不要有闪光。尽量用白光灯，不用彩灯，因为白光的明亮度比彩灯高，色差比彩灯低。教室灯具距离学生桌面应不少于1.7米。

家庭学习照明需求

　　孩子在家学习时，人工照明的光应适中，太强会刺激眼睛，太弱会增加阅读困难。如果是12平方米的房间，用60瓦的灯泡，且灯泡距离桌面1米左右就够了。如果是局部照明，可用台灯，灯泡用40瓦的就可以了。灯具也应尽量用白光灯而不用彩灯，无论是台灯还是顶灯，光源都不能直射眼睛。如果孩子晚上学习，学习房间内应有"平衡照明"，即除了台灯外，还应有顶灯的弥散光配合。不要让孩子在周围都是黑暗而仅桌面明亮、对比度高的环境里学习，这样容易产生用眼疲劳，也易损伤视力。

9　为孩子的眼睛"减负"

　　现在的孩子真的很辛苦，周一到周五要上学，周末要参加各种学习班、兴趣班，没有太多的休息时间，孩子的用眼时间无形中也延长了。长此以往，非常容易造成高度视疲劳，眼肌被过度收缩，以致痉挛而失去弹性，随之而来的就是近视的发生、近视度数的加深。可以说，让孩子眼睛"减负"是预防近视的重要措施。

　　对于处于眼睛发育期的孩子来说，一方面，学校要减少学习课时，多增加体育锻炼和户外活动的时间；另一方面，家长也要学会"放手"教育，别给孩子增加太多的用眼负担，让孩子带着愉快的心情去学习，享受快乐的童年，拥有一双明亮而清晰的眼睛。

10　眼睛喜欢亲近大自然

　　长时间近距离用眼，是后天性近视产生的重要原因，所以，平时家长和老师不妨多带孩子到户外活动，让孩子多看远方。

　　户外活动可以让孩子接受阳光照射，满足眼睛对阳光的需要。在空旷的环境中，眼睛也会自然地远望，这正是眼睛较为放松和自然的状态。户外活动还可以减轻学习的压力，让孩子远离长时间近距离阅读的环境，从而减轻对眼睛的压迫，也是预防近视的好方法。

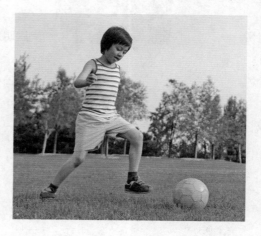

　　另外，课间休息时间，学生尽量不要留在教室里，可以到室外空旷的环境下远眺，既能开阔视野，也能对眼睛进行放松调节，有助于缓解视疲劳、维持正常视觉功能、降低近视的发生率。

二 眼睛做做小·运动，改善视力不发愁

　　说到眼部运动，第一反应就是眼保健操。其实，视觉训练、穴位按摩等也属于眼部运动，都能起到改善视力、保护眼睛的效果。家长要积极督促孩子坚持做护眼运动，持之以恒才能保护好视力。

1. 眼保健操

　　眼保健操是针对造成近视眼的原理，通过对相应穴位按摩、推拿等方法，综合而成的眼部运动措施。可以缓解眼睛疲劳，改善视力。

　　我国一直提倡广大学生做眼保健操，且实践证明，以正确的手法，找到相应穴位做眼保健操，可以在一定程度上控制近视眼的发生，具有很好的防治作用。但如果穴位不对或者马马虎虎，则起不到防治的作用。所以，在做眼保健操之前，很有必要具体了解下眼部周围的相应穴位。

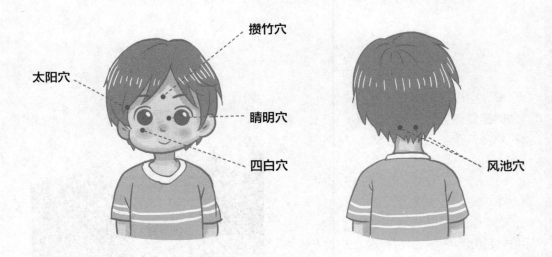

　　知道了眼部的重要穴位，接下来就要进行眼保健操的正确操作了，在操作之前，还需要特别提醒一下，孩子的双手要保持清洁，指甲不宜过长，以免误伤眼睛；按揉穴位时要准确，按揉面不宜太大，手法要轻缓，力度以感觉酸胀为度，不宜过度用力，防止压迫眼球。结束后可以闭眼休息片刻或向窗外眺望片刻，让眼睛充分休息。正确的眼保健操操作方法如下。

按揉攒竹穴

双手大拇指螺纹面分别按在两侧穴位上，其余手指自然松开，指尖抵在前额上。随音乐口令有节奏地按揉穴位，每拍一圈，做四个八拍。

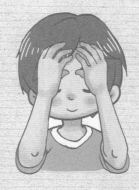

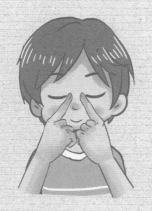

按压睛明穴

双手食指螺纹面分别按在两侧穴位上，其余手指自然放松、握起，呈空心拳状。随音乐口令有节奏地上下按压穴位，每拍一次，做四个八拍。

按揉四白穴

双手食指螺纹面分别按在两侧穴位上，大拇指抵在下颌凹陷处，其余手指自然放松、握起，呈空心拳状。随音乐口令有节奏地按揉穴位，每拍一圈，做四个八拍。

按揉太阳穴、刮上眼眶

用双手大拇指的螺纹面分别按在两侧太阳穴上，其余手指自然放松、弯曲。先用大拇指按揉太阳穴。然后，大拇指不动，用双手食指的第二个关节内侧，稍加用力从眉头刮至眉梢。揉太阳穴与刮上眼眶交替进行，做四个八拍。

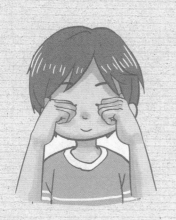

按揉风池穴

用双手食指和中指的螺纹面分别按在两侧穴位上，其余三指自然放松。随音乐口令有节奏地按揉穴位，每拍一圈，做四个八拍。

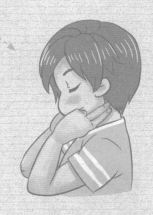

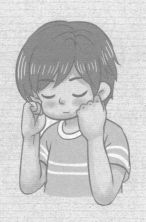

揉捏耳垂、脚趾抓地

用双手大拇指和食指的螺纹面捏住耳垂正中，其余三指自然并拢弯曲。伴随音乐，两指有节奏地揉捏耳垂，同时双脚脚趾做抓地运动，每拍一次，做四个八拍。

2 闭上眼睛来做操

与眼保健操不同的是，这套眼部运动不需要用手来按摩，只需闭上眼睛运动眼球。在一松一紧的牵拉过程中，锻炼眼睛及眼部周围的组织肌肉、神经、血管和经络。不仅可以改善眼部血液循环，让疲劳的视神经得到缓解，对预防近视，改善、恢复视力也有帮助。

闭目睁闭眼

① 首先闭上双眼，自然呼吸。
② 在闭目的状态下尽量睁大眼眶，还原。
③ 尽力闭紧眼睛，还原。

闭目左右看

① 在闭目的状态下眼睛向左后方看，还原。
② 眼睛尽量向右后方看，还原。

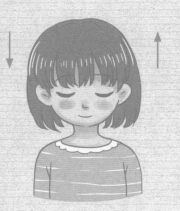

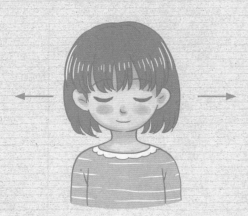

闭目上下看

① 在闭目状态下眼睛尽量向上看，还原。
② 眼睛尽量向下看，还原。

闭目斜向看

① 闭目状态下眼睛尽量向左上方看，还原，再尽量向右下方看，还原。
② 转换方向，先向右上方看，还原，再向左下方看，还原。

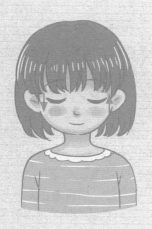 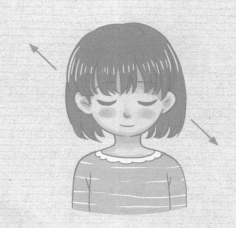

闭目转眼球

① 闭目状态下逆时针方向转动眼球，转动顺序为上→左→下→右。
② 闭目状态下顺时针方向转动眼球，转动顺序为上→右→下→左。

放松双眼

① 闭上双眼，全身放松，双掌交叠捂住腹部，自然呼吸，体验眼睛放松舒适的感觉。
② 尽力睁大眼睛远眺景物，注意远眺时要背向阳光。

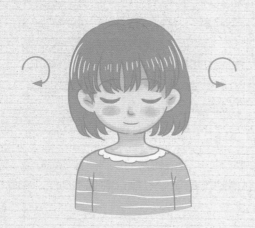 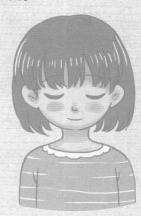

3 用瑜伽来护眼

瑜伽，不仅能带来身体的舒展和心灵的愉悦，还能大大促进视力的改善，被称为"眼睛的伸展体操"。瑜伽对眼睛的好处有哪些，又是怎样改善视力的呢？

激活内部功能

瑜伽体式灵活多样，可以活络、锻炼身体的经络、肌肉，从而促进孩子身体功能、循环系统以及激素分泌状态的变化。瑜伽还能带动身体各关节运动，刺激孩子身体的不同穴位，同样可以激活体内功能，增强眼部神经功能。

医学上认为，器官病变要从根本上调理，瑜伽锻炼可以由内而外调养，让受损的眼部得到修复，从而改善视力。

消除眼部疲劳

大多数视力受损人群的眼部肌肉都处于僵硬状态，经大脑发出传向视神经的刺激，就变成了"理所当然"的事情。从而导致孩子的思维模式固定化，缺乏想象力就成了很难避免的事情。练习瑜伽可帮助眼睛做有氧运动，让眼部周围肌肉变得放松，眼球的运动变得富有弹性，想象力也变得灵活，从而达到消除眼部疲劳、提高视力的作用。

冥想放松身心

进行冥想时，过度的思虑会慢慢镇静下来，并向内转化，既可以培养想象力，增强集中意志的能力，又能把消极、负面的情绪在意识层面化解掉，使孩子从意识上更加健康。而且瑜伽冥想对身体健康也有重要意义。因为人的免疫系统与心态紧密相连，从容平静的心态有助于免疫力的增强、肌肉紧张感的消除，从而有利于保护眼睛。

提供充足氧气

顺畅的呼吸是生命的基本展现，瑜伽呼吸法能够滋养孩子的身体。吸气，新鲜的空气包裹着充足的氧气进入肺部，让体内的每个细胞都获得活动所需的氧气；呼气，带出体内产生的废物，从而维持身体正常的新陈代谢。眼睛也是如此，正常的视力依赖良好的眼部血液循环，瑜伽呼吸法则可以提供更多的氧气，用来增强眼部功能，从而改善孩子的视力。

原来瑜伽对眼睛有这么多好处，那可要坚持练习。只是在练习的过程中要注意姿势、呼吸和精神集中的协调配合，掌握正确做法，注意动作要领，一并加上眼睛的动作，从而达到身心平衡、明目护眼的功效。

三角伸展式

Step 1

站立姿势作为起始姿势，深吸气，分开两腿
比两倍肩宽略宽的宽度。

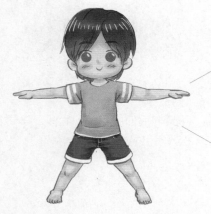

Step 2

两臂侧平举与肩齐，手掌朝下，手臂与地面
保持平行。上提胸腔，两侧腰向上伸展。

Step 3

右脚向右旋转90°，右腿旋转向右。左脚稍
转向右，左腿从内侧保持伸展。吸气，将上
半身和手臂向右侧延伸。

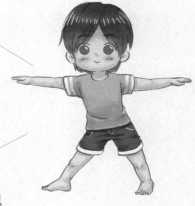

Step 4

呼气，将右手放在右小腿胫骨上，靠近脚
踝，向上伸展左臂，与右肩成一条直线，并
伸展躯干。腿后部、后背以及臀部应该在一
条直线上。眼睛看向伸展的左手拇指，始终
保持双臂和双腿伸直。几次呼吸后换另一侧
练习。

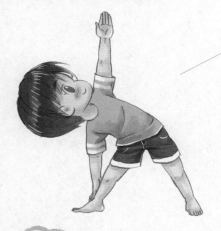

调理
功效

此体式可以很好地伸展孩子的肩关节和脊椎，促进脑部和上半身的血液
循环，提高眼部神经功能。同时还能刺激淋巴系统，灵活下肢，扩展胸腔，有
助于彻底放松孩子的身心，解除紧张感，缓解视疲劳。

兔式

Step 1

跪立在垫子上，双手自然放在体侧，挺直腰背，臀部坐到脚后跟上做深呼吸。身体向上伸直，头部、肩部、腰部和臀部都处于同一直线上。

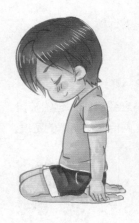

Step 2

吸气扩胸，手臂向后伸展，头向后仰，呼气身体回正，松开双手抓住脚后跟。

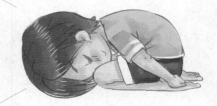

Step 3

腿部、臀部保持不动，将上半身慢慢向下弯曲，至额头放在膝盖前，背部呈拱形。

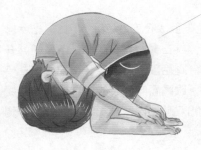

Step 4

臀部尽量向上抬起，头顶在地面上，伸直脊柱，抓紧脚后跟，在此停留几次呼吸后将身体慢慢回正。

调理功效

扩展胸腔，使呼吸变得更加深长。兔式练习时，可以停留几次呼吸的时间，起到按摩心脏、提高体内功能、改善内分泌的作用，同时还可以增强眼部神经功能。头向后仰及前俯的动作，可以按摩头顶的百会穴，促进脑部血液循环，促使眼部肌肉柔软，利于视力恢复。

虎式

Step 1

跪立在垫子上，使大腿与小腿垂直，双手
自然放在体侧，眼睛平视前方，保持均匀
的呼吸。

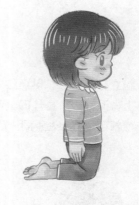

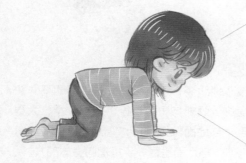

Step 2

身体向前向下俯，使背部与地面平行，呈四
脚板凳状跪立，双手和双膝着地。双臂、双
大腿分开一肩宽。

Step 3

吸气，保持正常的腰曲伸展脊柱，不要塌
腰。将右腿尽量向后上方伸直，同时抬头挺
胸，充分地展开胸腔，保持骨盆端正，眼睛
望向前上方，停留数秒。

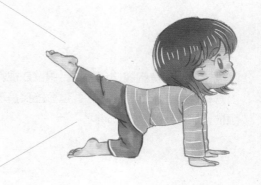

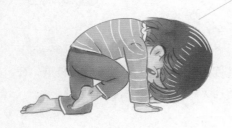

Step 4

呼气，低头含胸拱背，同时弯曲右膝，让右
腿膝盖触碰额头，右脚脚趾略高于地面，保
持姿势数秒，还原，换另一边练习。

调理
功效

　　虎式练习可以矫正孩子的脊椎，增强脊椎弹性，促进血液循环，让脑部
得到更加充足的血液供应，从而消除眼部疲劳，放松身心，活化大脑神经，使
眼部紧张的肌肉得到缓解，有利于视力的恢复与提升。

猫式

Step 1

跪立在垫子上，挺直腰背，臀部坐到脚后跟
上做深呼吸。身体向上伸直，头部、肩部、
腰部和臀部都处于同一直线上。

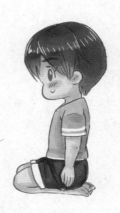

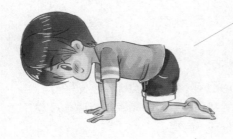

Step 2

四肢着地跪姿，双膝微微分开，面朝下，头
部摆正，颈部与肩背平行；臀部收紧，大腿
绷直，与地面保持垂直；双臂伸直撑在肩膀
正下方，与地面垂直，手指指向身体前方。

Step 3

吸气，抬头，提胸腔伸展脊柱，眼睛注视斜
上方，保持正常的颈曲，不要过分抬头挤压
颈椎，保持几次呼吸的时间。

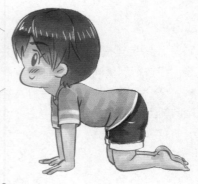

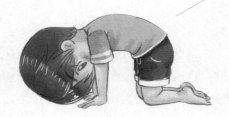

Step 4

呼气，慢慢将背部向上拱起，带动脸转向下
方，注视大腿的位置，感受背部的伸展，在
此停留几次呼吸的时间后，身体回正。

调理
功效

　　一塌腰一拱背，猫式练习可以充分伸展脊椎，有助于增强脊椎弹性，并
增强内脏功能，加速全身血液流通，改善内分泌。此体式还能增加颈部椎骨运
动，利于畅通经络，加快眼部血液循环，消除视疲劳。

鱼式

Step 1

仰卧，双手掌心向下放在身体两侧，脚尖向前伸直，感觉身体的重量均匀地放在垫子上，放松身体，呼吸。

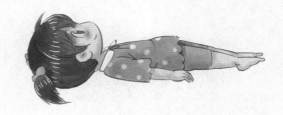

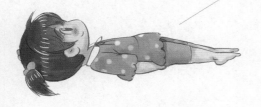

Step 2

吸气，胸部微微上提。抬起腰背，将双手放在臀部下方，掌心朝下。呼吸，放松身体。

Step 3

呼气，手肘推起上身，双脚往前滑，稍微移动后停留，移动的同时抬头看向天花板，肩膀向后打开，保持几次呼吸的时间。

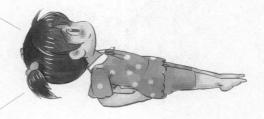

Step 4

再次呼气时，头缓缓后仰，下巴抬高，胸部向上挺，身体进一步后仰，至头部着地，注意力在腰部，肩胛骨在后面夹紧，闭目养神，保持几次呼吸的时间。

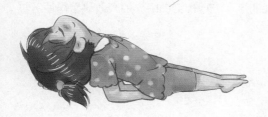

调理功效

此体式可以刺激脑下垂体，改善视神经功能，缓解眼疲劳。同时还能锻炼颈部肌肉，让大脑得到更顺畅的血液循环，提高视力。此外，鱼式对于消除颈肩酸痛、僵硬，矫正脊椎、强化呼吸器官和肺部功能也有一定的好处。

4 视觉训练防治视力不良

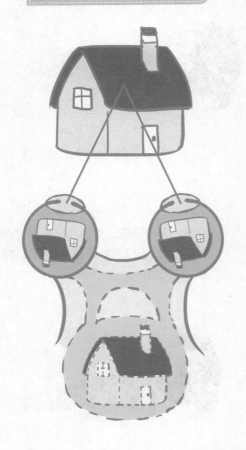

当人眼看到一个物体时，左右眼睛会分别形成两个图像，并传送给大脑，两个图像在大脑中合成一个图像，这就叫作平衡的双眼融合视觉。视力不良孩子的双眼则不能顺利融合，可能会出现重影、看不清楚等现象。

左右眼产生的两个图像

视神经交叉传送

大脑融合

视觉训练主要是通过光照刺激视细胞，松弛眼肌，运动眼球，用想象调动大脑等方式完成的。其主要目的是治疗或提高孩子的双眼同视功能。近视、远视等屈光不正的孩子，进行视觉训练，有助于视力康复；斜视、弱视的孩子进行视觉训练，能有效改善病情。基于此目的，将视觉训练法分为以下三个阶段。

提高弱视眼视力的训练。通过训练，减轻大脑对弱视眼的抑制，确保双眼图像顺利传送给大脑是产生立体视觉的第一步。

纠正斜视眼位的训练。将斜视眼纠正到正常眼位，保证两眼能同时注视同一目标，形成两个图像，从而实现融合。

提高融合功能的训练。斜视眼或弱视眼原来没有融合力，通过调节训练使其能够融合，产生立体视觉。

精细作业训练

如果孩子是弱视或者斜视，两只眼睛就会出现视力偏差，一只眼睛正常或者比较好，而另一只则是弱视眼、差眼。精细作业训练是根据孩子的年龄和弱视眼视力，将正常的那只眼睛戴上眼罩，着重让弱视眼做精细工作，如注视、扫视、追随等各种运动，达到提升精细工作的能力和视细胞的敏感性的目的，从而增进眼部肌肉的运动性和协调性，提高弱视眼的视觉技巧，提高视力。好眼遮盖与打开的时间，要根据孩子的实际情况来决定，需要在医生的指导下进行。家长也可以多准备一些训练工具，交换使用，用做游戏的方式来激发孩子的兴趣，在玩耍中锻炼其视力。

数豆子法：用眼罩遮盖上视力较好的一只眼睛，让孩子用弱视眼每天数 200 粒豆子。

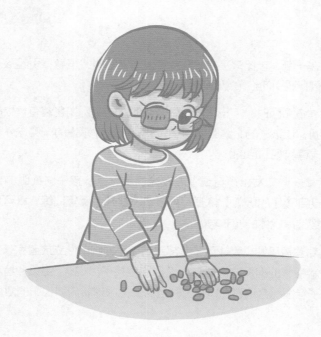

穿圈法：鼓励孩子用弱视眼看着一个直径1厘米的圆圈，并手拿一根线穿过，坚持训练，直到能准确穿过为止。

刺点法：在白纸上用点或线描画出一些动物的图形，遮盖好视力较好的眼睛，孩子手拿大头针，用弱视眼按图形刺出小点，反复训练直到可以准确刺出完整图形。

刺绣法：年龄稍大一些的孩子可以根据刺点的相同方法来刺绣，图案建议选择简单有趣的形象。

此外，还可以购买家用精细插板治疗仪进行训练，每日使用2~3次，每天做2~6次，有时候孩子会感觉枯燥无味，家长要加以鼓励和引导。

吸引眼位运动训练

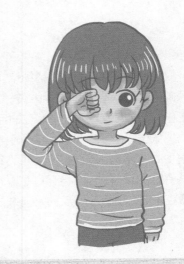

此项训练适用于斜视眼的孩子，因为患有斜视的孩子一只眼睛总是偏向一边，要想矫正视力，让孩子的眼球回到正常位置，就要坚持做吸引斜眼球向偏斜相反方向运动的训练。通过增强眼肌力量，把偏斜眼纠正到正常位置，矫正和恢复视力。以下方法适合4个月～2岁的斜视患儿，家长可以帮助孩子坚持训练。

↪ 家长站在一侧，轻抚孩子的皮肤或者发出咕咕叫的声音，引起孩子的注意，并把孩子的斜视眼引向你希望的方向。

↪ 给孩子喂食东西时，家长可以用做游戏的方式，例如将装有食物的小勺子在空中旋转几圈，让孩子的眼睛跟随勺子转动，再从你希望的一侧进入视域，达到锻炼眼球、改善斜视的目的。

↪ 家长手拿一些能发出声音或者能发光的玩具，从孩子斜视眼的相反方向进入，慢慢移动到孩子的眼前，拿开，再移前、拿开。反复训练，既可以增强眼肌力量，也能锻炼晶状体的调节功能。

↪ 家长背对着镜子站立，让孩子背部对着自己的胸前站立或者家长抱着孩子，家长向孩子斜视眼的相反方向侧身，然后引逗孩子，说："宝贝，看看镜子里的是谁？"孩子会很配合地看向镜子，并且努力把眼球转向斜视眼的对侧。

转动风车训练

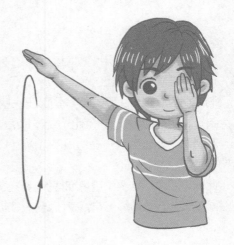

如果孩子是内斜视，可以采用转动风车训练。右眼内斜，则蒙住左眼，让孩子的右臂像一架风车一样，上下摆动或者做画圈转动，右眼跟随着右手臂运动；左眼内斜就蒙住右眼，左臂上下摆动或做画圈转动。为了增加孩子的训练兴趣，家长可以边鼓励边说："看一看，有没有小鸟或者蝴蝶飞过来，围着宝宝的'风车'手臂跳舞呀？"

拉风箱运动训练

　　家长可以自己做一个拍子或者直接利用乒乓球拍，上面贴上孩子喜欢的图案，动物、汽车、花朵都可以，目的是激起孩子训练的兴趣。将正常的眼睛蒙上，在孩子斜视眼前，拍子向斜视眼的对侧移动，时近时远，来回移动就像拉风箱一样，让孩子的眼睛跟随拍子的方向一起移动。

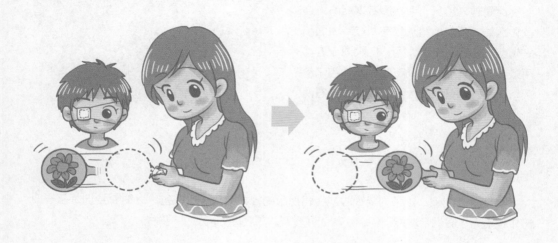

　　如果孩子年龄较小，可以让其坐在家长的腿上，由家长协助完成训练，年龄稍大一些的孩子可以自行训练。如果孩子感觉枯燥无味，可以在训练时加入一些情景，例如"汽车来了，嘀嘀嘀""小狗来了，汪汪汪"等。一般情况下，每只眼睛做3分钟训练，每天训练4～6次即可。

温馨提示

　　在进行拉风箱运动训练时，拍子向对侧移动时要超过孩子身体的中线。例如，眼外斜时，拍子要引导孩子眼睛尽量向鼻侧移动，所以拍子要从外侧经过孩子身体的中线；眼内斜时，拍子要引导孩子的眼睛尽量向耳侧移动，因此拍子要从孩子身体的中线往外侧移动。

想象的河流训练

如果孩子内斜视情况比较严重，会比正常视觉的孩子更容易出现眼睛和大脑疲劳，为了让眼睛和大脑放松，可以进行想象的河流训练。

让孩子闭上眼睛，想象自己站在小桥上。桥下有条小河，河水打着水花向前流淌。河面越来越宽，河水清澈得能看见小鱼和水草，两条小船从眼前划过，河面越来越宽，变成了一条大河，向大海流去。两条小船顺着河道向前行驶，离你越来越远，一直驶向蓝色的大海，变成了左右两个小黑点……

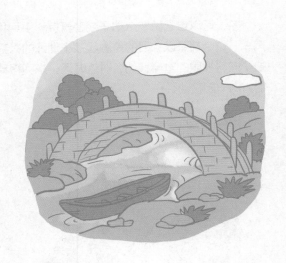

融合功能训练

坚持以上训练，孩子的斜视眼或者弱视眼的视力会有一定改善，此时就要训练孩子双眼单视能力。眼融合功能训练，能帮助恢复双眼单视能力和立体视能力。

▷ 同视机治疗可以在医生的指导下进行固视训练、同视功能训练、融合功能训练等。也可以购买一台家用训练仪，按照说明书坚持训练。

▷ 其他各种训练仪，包括实体镜、立体镜、融像卡等，可帮助孩子掌握融像技巧，增强融像范围。此项训练必须在孩子弱视眼视力提高后进行，坚持数月，就能让孩子重新获得立体视觉，恢复双眼单视能力。

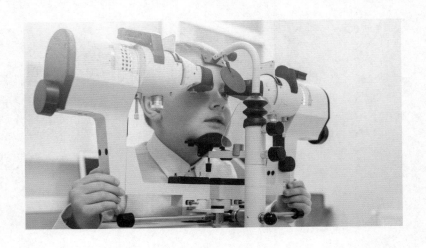

按摩穴位，矫正视力

众所周知，人的全身分布着众多经络，经络上布满了穴位刺激点。通过按摩穴位，对相应器官产生刺激，能起到调节功能的作用。按摩穴位改善孩子的视力也是同样的道理。

按摩的基础手法

进行一些与视觉相关且操作简单的穴位按摩，不仅可以疏通眼周经络、激活视神经、扩张血管、促进眼部血液循环，还可以改善眼睛营养代谢功能、消除视疲劳。

抹法：用拇指或其他手指的指腹，贴近皮肤，做上下左右或弧形曲线往返移动，称为抹法。

点法：用拇指端点压体表，屈拇指，用拇指指间关节桡侧点压体表，或屈食指，用食指近侧指间关节点压体表。

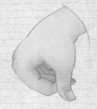

推法：用指、掌、拳面等部位紧贴治疗部位，运用适当的压力，进行单方向的直线移动。

指按法：用手指着力于穴位上，逐渐用力下压，称为指按法。在穴位上按时，拇指不要移动，只是按压的力度有所增减。

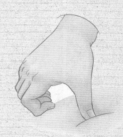

指揉法：以手指螺纹面部分按在穴位上，做轻柔缓和的小幅度环旋转动，带动该处的皮下组织。

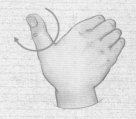

按摩的基本要求

因为孩子年龄较小或者不能准确掌握按摩手法，所以需要在家长的帮助下进行按摩。家长有必要提前了解一些按摩的基本要求，以免发生不必要的麻烦。

按顺序： 在给孩子按摩时要遵循一定的顺序，一般按照头部、上肢、胸腹、腰背、下肢的顺序进行。

按时间： 孩子按摩疗法的时间应根据现实因素决定，如孩子年龄大小、体质强弱、视力状况等。

注意事项： 按摩前家长要将双手清洗干净，指甲剪短，摘下戒指等饰物，以免误伤。还可以将双手搓热，提高疗效；按摩中让孩子采取舒适的姿势，以减少不良姿势引起的酸麻反应；按摩要平稳、缓慢进行，不要忽快忽慢；按摩后可以让孩子适量饮水，促进新陈代谢，排出毒素。

准确找穴的方法

要想达到恢复眼球功能、提高视力的目的，不仅需要家长掌握相应的按摩手法，操作时还要准确定位。

手指度量法： "手指同身寸取穴法"是一种简便、常用的取穴方法，"同身"是指同一个人的身体，因为人的高矮胖瘦各有不同，在给孩子取穴时，要以孩子自身的手指作为参照物，不要用成人的手指去测量。

1寸：大拇指指幅横宽

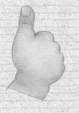

1.5寸：食指和中指二指指幅横宽。

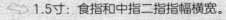
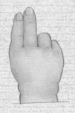

2寸：食指、中指和无名指三指指幅横宽。

3寸：食指、中指、无名指和小指四指指幅横宽。

体表标志参照法： 常见判别穴位的标志有眉毛、乳头、指甲、趾甲、脚踝等。如丝竹空穴位于眉梢的凹陷处，肝经位于手指末节螺纹面，家长可以根据这些标志进行取穴。

近视眼的按摩方法

近年来，我国近视眼的发病率越来越高，而且发病者年龄也越来越小，为了保护好孩子的眼睛，让他清晰地看清美丽世界，广大家长不妨给孩子试试眼部按摩，不像打针吃药那样痛苦，还能收到不错的理疗效果。

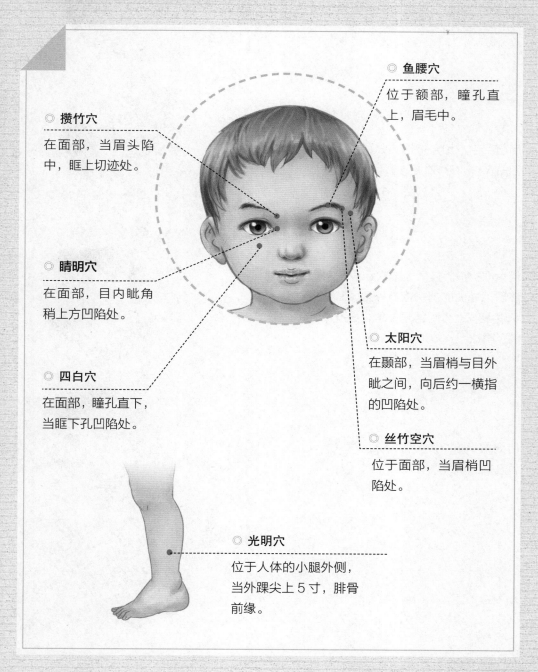

◎ **鱼腰穴**

位于额部，瞳孔直上，眉毛中。

◎ **攒竹穴**

在面部，当眉头陷中，眶上切迹处。

◎ **睛明穴**

在面部，目内眦角稍上方凹陷处。

◎ **太阳穴**

在颞部，当眉梢与目外眦之间，向后约一横指的凹陷处。

◎ **丝竹空穴**

位于面部，当眉梢凹陷处。

◎ **四白穴**

在面部，瞳孔直下，当眶下孔凹陷处。

◎ **光明穴**

位于人体的小腿外侧，当外踝尖上5寸，腓骨前缘。

Step 1

用两手中指指腹分别按揉睛明穴，按揉时按定睛明穴做定点旋揉，再由轻到重点按睛明穴，不可触及眼球。

Step 2

用两手中指和食指指腹分别按揉两侧四白穴1～2分钟。

Step 3

用大拇指指腹按揉太阳穴1～2分钟，然后用屈曲的拇指指节外侧面从眼内角沿眼眶上缘刮至眼外角，注意不要触及眼球。

Step 4

用拇指指腹点按攒竹穴、鱼腰穴、丝竹空穴5～10次。

Step 5

用拇指指腹以顺时针的方向按揉光明穴50次，对侧以同样的方法操作。

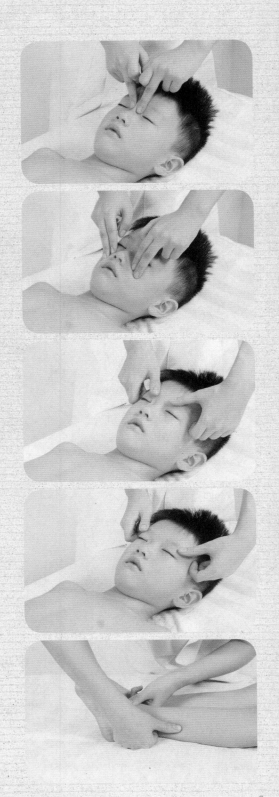

按摩缓解视疲劳

视疲劳可能来自孩子繁重的课业，也可能来自电脑、手机等"电子保姆"。无形之中让眼睛高度疲劳，长此以往，视力肯定受到损伤。好在，进行正确的穴位按摩能缓解视疲劳，保护孩子的视力。

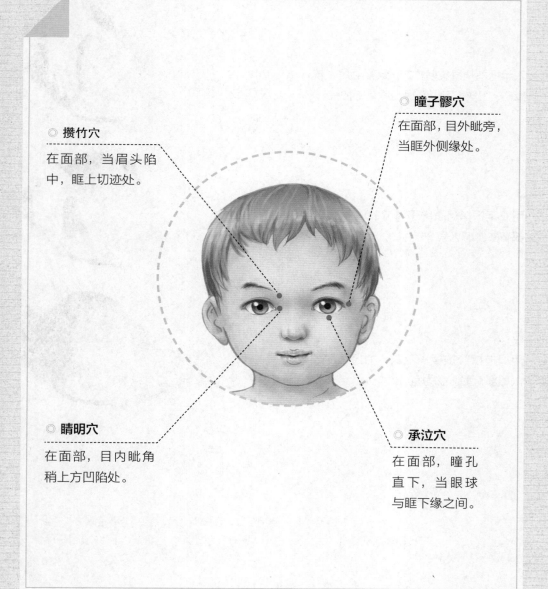

◎ 攒竹穴

在面部，当眉头陷中，眶上切迹处。

◎ 瞳子髎穴

在面部，目外眦旁，当眶外侧缘处。

◎ 睛明穴

在面部，目内眦角稍上方凹陷处。

◎ 承泣穴

在面部，瞳孔直下，当眼球与眶下缘之间。

Step 1

食指指腹按揉晴明穴1～2分钟，能够带动深层神经和加速眼部血液循环。

Step 2

双手拇指从眉头攒竹穴按摩至眉尾，按摩5～10次，可以舒缓上眼骨的神经。

Step 3

用双手拇指点按瞳子髎穴10次，以局部有酸胀感为宜。

Step 4

用拇指指腹按揉承泣穴，力度适中，以局部有酸胀感为宜。

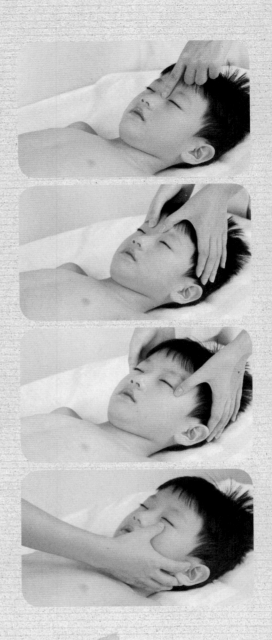

温馨提示

　　如果家长工作较忙，没有充足的时间亲手帮孩子按摩，可以购买质量合格的护眼按摩仪，也有缓解视疲劳的功效，但要按照说明书合理使用，不要过度依赖或因使用不当损害眼睛。

按摩辅助治疗红眼病

红眼病具有传染性，再加上孩子自身的抵抗力不及成人，很容易被传染上。当孩子感染红眼病时，除去必要的医疗诊治，家长还可以进行穴位按摩以辅助治疗，让孩子尽快恢复健康。

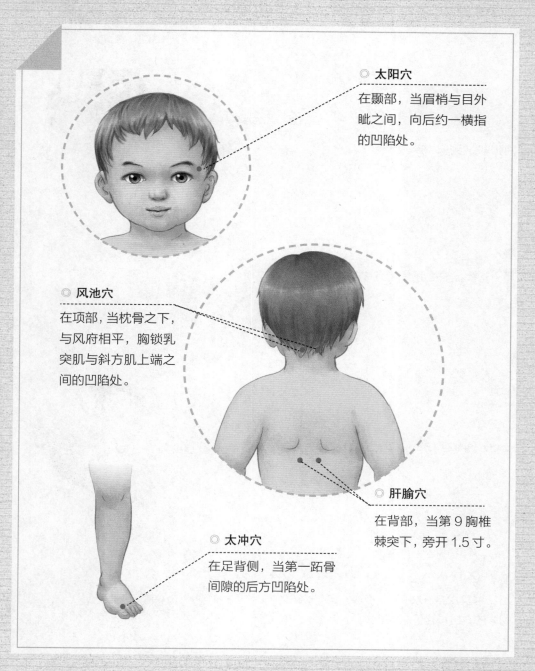

◎ 太阳穴
在颞部，当眉梢与目外眦之间，向后约一横指的凹陷处。

◎ 风池穴
在项部，当枕骨之下，与风府相平，胸锁乳突肌与斜方肌上端之间的凹陷处。

◎ 肝腧穴
在背部，当第9胸椎棘突下，旁开1.5寸。

◎ 太冲穴
在足背侧，当第一跖骨间隙的后方凹陷处。

Step 1

手掌略张开，拇指指面置于风池穴，
用拇指按揉风池穴1～2分钟。

Step 2

沿颈部双侧施以抹法5～10次。

Step 3

用一指禅推法推肝腧穴3分钟。

Step 4

中指和食指的指腹按揉太阳穴1分钟。

Step 5

用食指指腹推按太冲穴50次，对侧以
同样的方法操作。

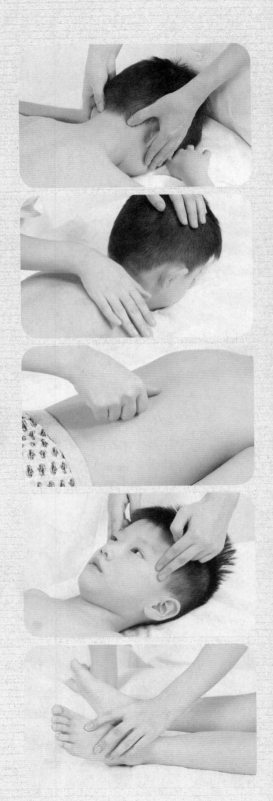

6 眼球运动提高眼睛活力

长时间盯着一个地方不动，眼睛周围的肌肉紧绷，血液循环变差，眼球就很容易酸涩。要想拥有好视力，经常活动眼球是很有必要的，不仅能提高眼睛活力，还可以放松肌肉，加强血液循环。

眼睛写横"8"

这项眼球运动，站、坐或者躺着都可以完成。只要头部不动，转动眼球即可。转动眼球时也可以闭眼，以鼻子为中心，让双眼球画大弧度的倒"8"字形，即有意识、有控制地让眼球顺着眼眶转动，"8"字的腰部正好在凹下的鼻梁处。

孩子在进行此项练习时，家长要引导孩子速度适中，每次练习30圈。如果出现疲累感可暂停练习，或者每转动10圈就休息片刻，再继续进行。每天至少练习3~5次，只要有时间，随时随地都可以练习。

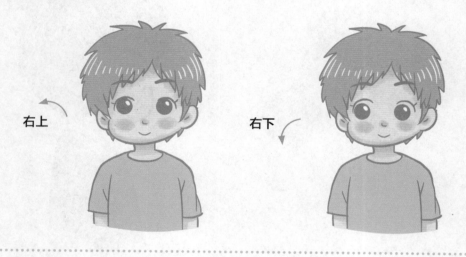

右上　右下

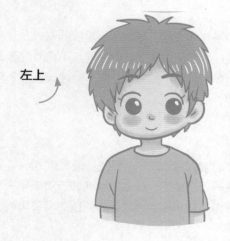

左上

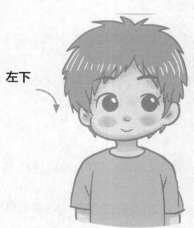

左下

眼球在眼眶内转动，角膜与眼皮摩擦，利于泪液分泌，起到润滑角膜表面、消除角膜表面凹凸不平的散光的作用。同时还可以促进血液循环，增强眼部代谢及养分输送，达到明目亮眼的目的。此外，此项练习还可以整合左右视野的领域，活化双眼，增强眼睛和周边的视力，进一步提高眼球肌肉的协调性。该项练习作用于视力矫正已经多年，对防治眼睛疲劳、晶状体弹性减弱、眼压过高以及多种视网膜疾病等都有很好的疗效。

隐形"幸运草"

此项练习为，眼睛定点看某个地方保持不动，转动颈部，同时用鼻尖凭空画出四瓣"幸运草"的图形。绕回到中心点后，再重复练习几次，能够顺利自然地画出"幸运草"时，就能感觉到，无形之中颈部肌肉已经放松了。

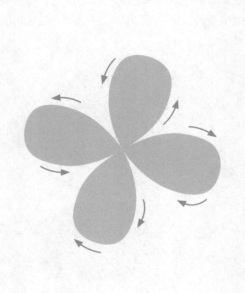
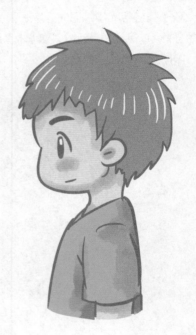

此动作能放松颈肩肌肉，使颈肩不紧绷，血液循环顺畅，眼睛得到足够的滋养，就能得到放松。同时，眼球水平定点的注视能力也能得到锻炼，从而让双眼同步不偏差地看清楚东西。如果孩子锻炼几秒钟就感觉眼睛酸涩，表明眼睛过度疲劳，家长就应该让孩子暂停训练，适度休养。

远近移动游戏

照相机从拍摄远景到拍摄近景，需要镜头变焦才能完成，人眼在从远看近或从近看远时，也需要一个调节过程，跟相机变焦有异曲同工的地方。正常眼睛的调节功能非常迅速，但患有近视眼或远视眼的孩子调节起来就会慢一些，所以经常锻炼眼睛的调节功能，可以预防视力下降，其中远近移动游戏就是很好的训练方法，具体步骤如下。

让孩子手握着玩具或者一朵花，作为近处的物体，另外在1米外找一个目标作为远物，例如家中的柜子、电视机、挂画、窗外的树、楼房等。引导孩子想象远近两个物体之间有一根线连着。先用鼻尖凭空画出手中近物的轮廓，再沿着这条想象的线延伸到远物，再画出远物的轮廓，然后再沿着线回到近物，进行多次练习。

孩子在训练时，不要只是眼睛来回移动，头部也要跟着旋转与摆动。此外，眼睛还可以做远近交替运动，先看远处的建筑、树木，再看近处的物体，要坚持练习，才能充分锻炼眼睛的远近调节功能，放松眼部肌肉，帮助近视的孩子逐渐看清远处的事物，远视的孩子看清近物。

除了以上这些特性训练可以对孩子的视力起到保护作用外，一些球类游戏，例如乒乓球、羽毛球、足球等，也是锻炼眼睛的好运动。因为在玩耍的过程中，孩子的目光会随球自由运动，无形之中就能得到锻炼。所以，家长要鼓励孩子多玩球类游戏，对消除视疲劳、恢复视力很有帮助。

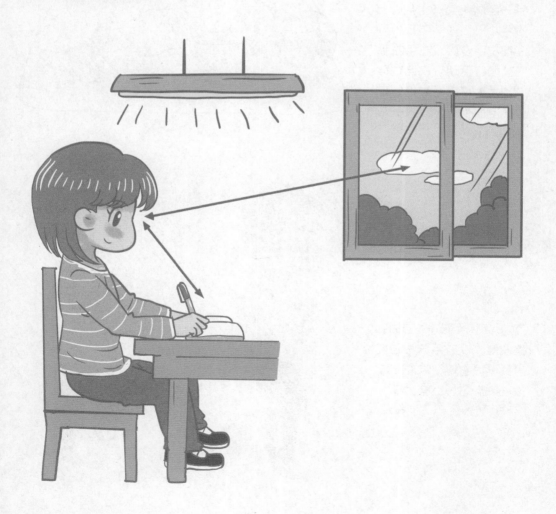

大脑游戏为视觉成像添活力

前面提到，眼睛之所以能看见，与大脑功能密不可分，为了让视觉成像更具活力，可以通过游戏锻炼大脑。

交叉运动游戏

对于孩子来说，同时运动右手和左脚或同时运动左手和右脚，可以激活大脑神经系统的发育。针对这个理论，我们可以通过一些交叉运动游戏来实现。

婴幼儿： 8个月以下的婴儿可以在大人的帮助下反复用他的小手去触摸另一侧的膝盖。8个月以上的婴儿已经能够爬行，可进行左手右脚、右手左脚交替爬行活动。在此过程中，大人可以用鲜艳的玩具在前面引逗，让孩子在地面爬行。

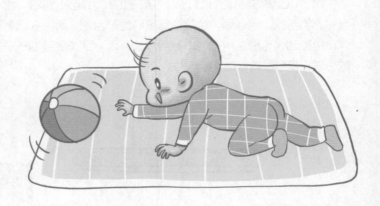

儿童： 当孩子站立时，提左膝，以右手掌拍左膝盖，再提右膝，以左手掌拍右膝盖，如此交互做。

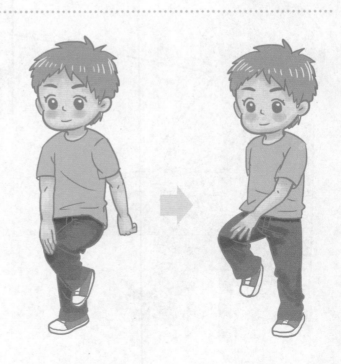

训练左右脑记忆游戏

左脑的记忆为"背记能力"，遗忘率很大，而右脑的记忆是以形象记忆为主，它包含有形状认识力和类型识别力。3岁以上的宝宝已经有了形象记忆和类型识别的基础，爸爸妈妈可以和宝宝进行记忆训练游戏。

细节描述游戏：把形状不一的物品放在不透明的布袋中，让孩子将手伸进布袋触摸物品，然后叙述每件物品的形状有什么不同。游戏过程中，不能让孩子偷看布袋中的物品。通过细节描述，可以锻炼孩子左脑的短时记忆能力。

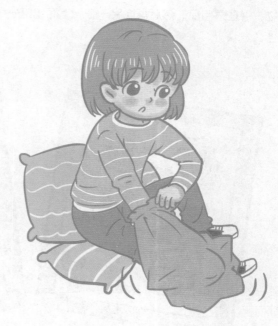

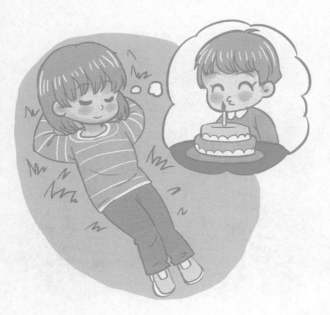

回忆游戏：和孩子一起找个舒服的姿势躺在草地上，用手蒙住眼睛，和孩子一起回想几年前的时光。家长可以通过说自己的幼年趣事来勾起孩子的回忆，也可以用提问的方式提醒孩子回忆某些场景，如"你还记得你1岁时的生日蛋糕长什么样子吗？""去年我们全家出去旅行去了哪些地方？"等问题，让孩子打开记忆之门，锻炼孩子右脑的长久记忆能力。

大脑融合游戏

两侧大脑有不同的功能，我们可以通过一些游戏的训练，将左脑的某些功能和右脑的某些功能融合在一起。

找不同游戏： 给宝宝看一张图片，上面有动物、食物、用品等。让孩子指出哪些是食物，哪些是用品。然后再换另一张，上面比第一张有增有减，让孩子说说少了什么，多了什么。

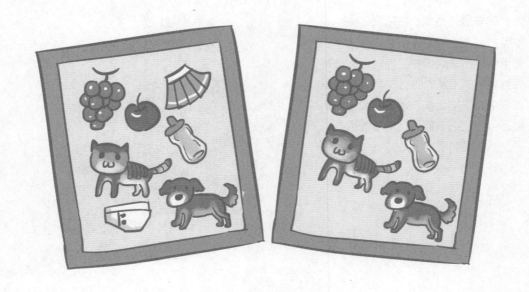

放大和缩小游戏： 带孩子去院子里，用树叶在地上摆出一个巨大的图形，如汽车、花朵、房子等，或去沙滩上画出这些图像。然后用树枝将此图像缩小为中等图，再用小草缩为小型图，最后用石头尽可能地将图形缩到最小。

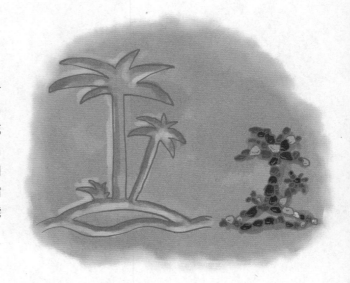

8 采用色彩游戏进行视觉刺激

正是因为人类的眼睛不仅能看清物体，还能分辨颜色，才能感受到五彩的世界。所以孩子的眼睛不只包括视力，还包括视觉。要想孩子能够清晰地看到斑斓的万物，不妨利用色彩对孩子进行视觉锻炼。

人类视觉器官的进化过程中，首先发展起来的是光觉和形觉，最后是色觉。在孩子婴幼儿时期，他的色觉并没有发育完全，具体的发展规律如下。

新生儿时只对明暗度有感觉，可以给宝宝看些黑白色卡，增强明暗感知。

宝宝到了3个月左右才会分辨红色和黄色，家长可以准备一些红色或黄色的玩具，来刺激宝宝的色觉发展。

半岁以后，宝宝不仅能够辨别红黄两色，也会逐渐被绿色和蓝色吸引。

紫色是幼儿感受较晚的颜色，有些孩子到了4岁左右都不能辨认。

除了根据色觉发展规律，给予孩子视觉刺激外，孩子还喜欢明亮度高、纯色度高的玩具，例如红色小球、黄色小鸭子或者蓝色的手摇铃等，因此，家长可帮孩子准备一些高明亮度、高纯色度的玩具，帮助提高孩子视网膜细胞的辨色力。

抓紧孩子视觉发育关键期，进行色彩游戏训练，不仅可以提高孩子的色觉能力，还能使他的色觉正常发育。色彩游戏多种多样，以下几种仅供参考。

想象色彩游戏

在视网膜上的视锥细胞作用下，人类不仅能够在明光下产生视力和色觉，还能分辨各种颜色的波长，从而让我们看到万紫千红的事物。引导孩子闭眼想象，尤其是闭着眼睛想象彩色的画面，可以提高他的视力。因为闭眼想象色彩训练，不仅能够让疲惫的眼睛得到休息，还能直接让大脑发出指令去刺激视锥细胞，刺激神经细胞间传递的灵敏性，达到提高视细胞辨色能力的作用。

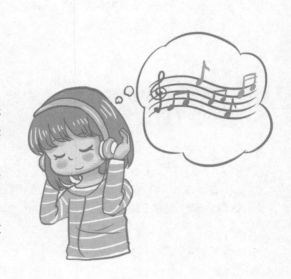

➪ 让孩子闭上眼睛，一边放音乐，一边引导他把音符想象成五颜六色的小精灵在跳舞。

➪ 高音是红色、黄色的小精灵，低音是蓝色、黑色的小精灵，中音是绿色的小精灵。

➪ 在音乐声中给孩子提示一幅图画或者让他自己想象一幅图画。

➪ 鼓励孩子将想象的图形及颜色大声地说出来。

蓝色海洋游戏

红色热烈、黄色明快，各种颜色给人不同的视觉感受，其中蓝色是公认的能提高视力的颜色，蓝色海洋游戏可以促进孩子蓝色视觉的发展。

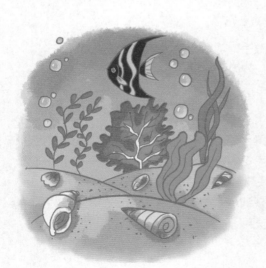

晚上把蓝色的小玻片、蓝色的透明彩纸或者蓝色的丝巾等放在灯管上，为孩子营造出一个蓝色的空间。让孩子闭上眼睛想象自己是一条鱼，正快乐地畅游在蓝色的大海里，周围有蓝色的珊瑚礁、长长的蓝绿色海草，一条小美人鱼也游过来了，邀请你一起去海底寻宝，前方出现了一个蓝色的宝箱，打开箱子，一颗闪着明亮蓝光的蓝宝石出现了，非常漂亮，你们高兴地游来游去。

主题色彩游戏

主题色彩游戏，顾名思义，就是将一个主题内的所有物体统一成某个颜色。家长可以先问问孩子喜欢什么颜色，假设是黄色，就让孩子闭上眼睛，把自己的鼻子想象成一把黄色的刷子，并把家中所有的物品都刷成黄色：黄色的沙发、黄色的桌椅、黄色的柜子，最后还可以把墙壁都粉刷成黄色，当然孩子喜欢的玩具也可以刷成黄色，并且要让孩子大声地说出来，一只黄狗狗，一个黄娃娃，一辆黄汽车……

年龄稍大一些的孩子可以一边自己讲故事，一边想象主题色彩。例如，今天我穿了一条紫色的裤子，手里拿着新买的紫色皮球，来到一片紫色草地的足球场，和小伙伴们快乐地踢足球，不一会儿就跑得满头大汗，抬头就看见了紫色的太阳……

彩虹游戏

除了单一的某个主题色彩训练，还可以让孩子认识多种不同的色彩，彩虹游戏就能锻炼孩子对不同色彩的判别。

家长可以跟孩子玩彩虹桥的游戏，将不同颜色、深浅的毛线条并排在一起，就形成了一座弯弯的并且毛茸茸的彩虹桥，或者用彩色球、纸片、小木棒等搭成彩虹桥，让孩子拿着喜欢的玩具分别从桥上过去。

还可以把彩色线团、布条等混放在一起，妈妈先拿出一种颜色的线团或布条，再让孩子挑选出相同颜色的线团或布条。或者在白纸上，由妈妈先用蜡笔画出彩条，再由孩子画出相同颜色的彩条。这些游戏都能帮助孩子识别不同的颜色，同时还能判断孩子的色觉发展是否正常，如有异常要及时找眼科医生进行检查。

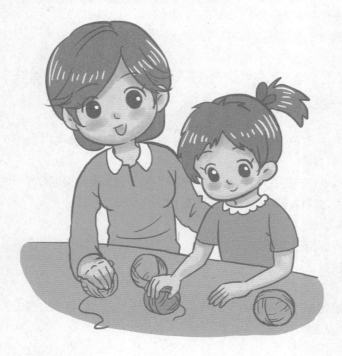

三 解决问题要对症，视力训练多练习

想要帮助孩子解决视力问题，让眼睛更好更快地疲复，可以借助视力训练。正确的视力训练可以对症解决孩子的假性近视、远视、散光、斜视等多种视力问题，而且简单有效。家长们一起来学习下吧！

1 贝茨视觉训练法适用于假性近视

贝茨视觉训练法是1885年由美国眼科医生贝茨发明的，使视力器官通过训练不断调整自身机制，从而纠正和改善视力问题的方法，主要适用于假性近视。

贝茨通过对大量视觉疾病患者的研究发现，视觉疾病虽然可以由很多因素引起，但是心理因素最为常见，其中又以身心紧张为直接原因。他认为严重的精神负担会使人产生强烈的心理应激反应，并导致心理失衡，而精神紧张又会造成肌肉紧张，引起眼肌持续痉挛。如果长期在这样的状态下学习和工作，势必会加重视力疲劳，引发多种视力问题。

因此，视觉不良的人应积极调整自己的心理状态，解除身心紧张，使眼肌松弛，改善眼球的调节功能，贝茨视觉训练法应运而生。其具体操作方法如下。

Step 1 练习者坐在室外，面对阳光，微闭双眼，放松眼皮。缓慢地进行深呼吸，并放松全身肌肉，尽情体验阳光温暖而舒适的刺激。

Step 2 缓慢而轻松地按照上下——左右——顺时针——逆时针的方向转动自己的头部。

Step 3 停止转动头部，继续沐浴阳光，放松眼皮和全身的肌肉。

Step 4 想象自己正在注视着远方的某个目标，并不断变换这个目标的方向和距离，并体验自己看得很清晰、很轻松。

Step 5 想象自己正在与朋友一起旅游，沿途的各种景色和物体都看得很清晰、很轻松。

Step 6 缓缓地睁开双眼，站起身来，活动一下四肢和身体的各个部位，使全身肌肉都放松下来。

Step 7 缓慢地进行若干次深呼吸，再眨一眨眼睛。

Step 8 用双手轻轻地按摩自己的脸颊、眼皮、颈部和双肩，进一步改善血液微循环，让整个身心放松下来。

温馨提示

贝茨视觉训练法主要是通过松弛、光照、运动和想象来完成的，每天坚持练习1次，可有效改善假性近视，阴天或下雨时应暂停练习。

2 远眺法和雾视法可改善假性近视

除了贝茨视觉训练法外，针对假性近视，我们还可以选择远眺法和雾视法进行训练，下面我们将进行具体的介绍。

远眺法

即利用看远方来放松调节眼部的方法。眼睛在看远处时，睫状肌处于放松的状态，不会给眼肌造成压力，有利于正常视力的恢复。让孩子每天坚持练习远眺法，尤其是在看书学习1小时后，到窗口远眺10分钟，对预防近视的发生、治疗假性近视很有好处。

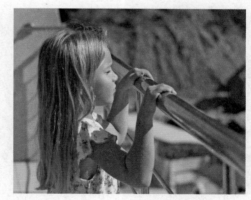

雾视法

孩子戴上一定度数的凸球镜片，看远好像在云雾里的感觉，可以达到放松调节的目的，此即雾视法。

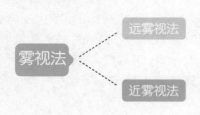

雾视法 ——— 远雾视法：每天戴+300度眼镜看5米外远处，每次0.5小时，每2周为1疗程，视力正常后停止。

——— 近雾视法：每天看书用+100度或+150度的眼镜，减少看近时的过度调节。

3 眼球运动游戏治疗近视

眼球运动游戏可以缓解眼肌对眼球的压迫，消除视疲劳，恢复近视眼的灵活扫视运动功能，改变目光呆滞的凝视动作，防止眼轴被进一步拉长，从而起到改善近视、减缓近视眼度数上升的作用。下面介绍几款简单有趣的眼球运动游戏，供家长和孩子参考和玩耍。

上下左右训练法

平躺下来，在眼睛的上、下、左、右四个方向各选择一个参照物，然后按照上、下、左、右的顺序（可随意更改顺序），依次看这四个参照物，一天锻炼20次左右即可。

也可以让眼睛先平视前方，然后向上望，再移回中间，做三次，按照此方法依次向下、左和右运动，让眼珠尽力朝着每个方向拉伸，每个方向停留几秒即可。

远近树运动

站在一处有绿色植被的地方，找两棵一前一后的树，先看近处的树一会儿，再看远处的树一会儿，看的时候要尽量描绘细节，每次练习3~5分钟即可。

眨眼睛训练

这个训练随时随地都能做，经常眨眼可以刺激眼睛分泌泪液，保持眼部湿润，缓解眼睛疲劳、干涩等不适。

转眼球训练

将头部固定在一个点，然后把眼球先向左转25下，再向右转25下，每天练习2~3次即可。

4 让近视的孩子放飞心情

近视的孩子，一方面要承受眼睛视物不清的压力，另一方面心理也可能存在不同程度的困扰，包括戴眼镜与别的孩子不一样、受到家长和同龄孩子的责备或嘲笑等。前面说过，眼睛是受大脑支配的，孩子的思想有压力，会使身心俱疲，包括眼睛。在人焦急、恐惧、紧张时，血管会收缩，导致器官供血不足，大脑和眼睛暂时缺氧，出现视物不清、眼前发黑、头晕等症状。可见，过多的心理压力会反过来加重近视程度，甚至引发其他视力问题。

因此，家长应尽可能让近视的孩子放飞心情。首先，要告诉孩子，戴眼镜是矫正视力的一个方法，而且戴眼镜也有一种文雅美，不用担心和其他的孩子不一样；其次，多和孩子做做亲子护眼游戏，加强互动与沟通，让孩子放松心理压力，视力也会有所改善；最后，在日常生活中督促孩子养成良好的用眼习惯时，语气一定要温和，不要对孩子大吼大叫，以免给他幼小的心灵留下不可挽回的创伤。

近视治疗仪不能治愈真性近视

近视治疗仪，是指具有远视化"离焦"作用的特殊眼镜或仪器，如各种远化镜或眼灵敏度训练仪等。目前市场上的近视治疗仪琳琅满目，让家长不知如何选择，殊不知，这些所谓的治疗仪，其实并不能真正起到治愈真性近视的效果。

现在的各种近视治疗仪都是利用减轻视疲劳、刺激视细胞、营养视神经等几种原理制造而成的，由此可知，假性近视的孩子可以通过该类仪器促进视力恢复正常，有治愈的可能，而真性近视的孩子，由于眼轴已经变长，无法通过仪器缩短，自然无法降低近视的度数，更不用说彻底治愈了。

因此，家长切不可轻信广告的夸大宣传，把近视治疗仪当作"灵丹妙药"，以为真的一机在手，孩子摘掉眼镜指日可待。要知道，长时间用眼不当，特别是近距离用眼，才是真性近视形成和加深的主要因素，要让孩子养成良好的用眼习惯，才能真正减轻真性近视的度数。

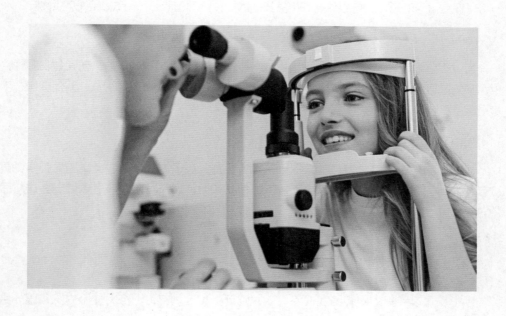

6 假性近视的自然疗法

　　假性近视一般不需要戴眼镜，但是也不能置之不管，否则可能会转变为真性近视。采取科学的自然疗法即可缓解假性近视。此外，该疗法也适用于正视眼孩子预防近视发生。

改变不良的用眼习惯

　　让孩子养成良好的用眼习惯，是治疗假性近视的基础和根本，这些习惯包括用眼的距离、时间、光线条件等，尽量让孩子多看远，少看近，或看远和看近相结合，只有这样，才能维持晶状体的正常功能，远离假性近视。

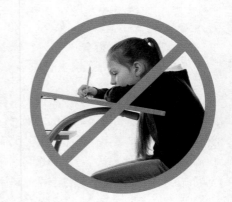

促进左右脑的平衡发育

　　良好的视力需要左右脑的平衡运用。研究表明，如果一个人左脑的功能偏强，就容易产生近视；反之，如果右脑的功能偏强，则容易产生远视。家长可以通过训练孩子进行交叉运动游戏，促进左右脑的平衡发育，预防近视或远视的发生。

增强眼球扫视运动功能

　　眼球扫视运动功能也是影响视觉的一个重要因素，如果眼球扫视运动速度慢，视觉的清晰度就会受到一定程度的影响。通过练习远近移动游戏、隐形画笔游戏、球类游戏等，都可以保持眼球的活力，使眼球拥有自然灵活的扫视运动功能，预防或改善假性近视。

放松睫状肌

　　通过一些练习，放松睫状肌，消除视疲劳，减轻眼肌对眼球的压迫，防止拉长眼轴，也是预防或治疗假性近视的一个举措。这些练习方法包括远眺法、雾视法、眼保健操、手指操以及晶状体运动操等。

训练想象

　　通过训练孩子的想象力，放松身心，减轻压力，孩子的创造力、交际能力和视觉灵敏度都会得到很大的提高，对改善假性近视很有帮助。家长可以让孩子多做一些这方面的游戏。

7 假性近视可以做手指操

　　手指操是以手指为眼前的注视点，让眼睛近看和远眺交替训练，使眼内肌和眼外肌联合运动的一种眼保健操，可以有效地防治假性近视，尤其适合中小学生进行训练，其具体的练习方法有如下两个。

有远目标的手指操

Step 1 把右手食指伸直，放在两眼下前方15～25厘米处。

Step 2 两眼交替注视眼前的手指和10米远的前方，各10秒。

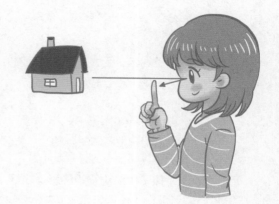

注意 此方法每次各做10遍即可。

无远目标的手指操

Step 1 把右手食指伸直，放在两眼下前方15～25厘米处。

Step 2 将手指上下左右移动，同时两只眼睛随着手指的移动而转动。

注意 此方法随时随地都可以做，简单易行，对锻炼眼外肌有效。

8 晶状体运动操缓解假性近视

常做晶状体运动操，让晶状体"运动"起来，通过充分伸展晶状体，能消除眼睛的过度疲劳，恢复睫状肌的调节功能，是缓解假性近视的保健方法，适合中小学生应用。下面介绍三种不同的方法，练习者可以灵活选择：

⇨ 学习一会儿，近看1～2分钟，远看1～2分钟，反复几次。

⇨ 学习半小时后休息几分钟，让眼睛分别凝视0.5米、2米、4米和5米以外的目标。

⇨ 每天对5米外远处眺望十几分钟，每天练习3～4次。

注意 在向远方眺望的时候，一定要有一个目标，可以选择某个建筑物或者某棵树等。因为周围环境里如果没有吸引视觉聚焦的目标存在的话，就会形成空虚视野，使人的双眼不由自主地产生轻度调节和轻度的内集，即产生轻度的近视，反而达不到放松晶状体的目的。

9 摇摆小球训练远视眼

摇摆小球训练可以锻炼眼球的扫视功能，改善远视眼，经常练习还能训练孩子快速辨认不同形状的认知能力，一举多得，快来学习下吧！

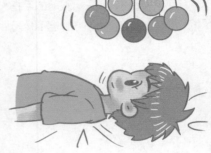

Step 1 准备几个直径为15厘米的白色小球和一盒彩笔。

Step 2 和孩子一起用彩笔涂抹小球，给它们画上不同的颜色。

Step 3 让孩子用对比鲜明的彩笔在球上画上自己喜欢的图案（如小狗、小花、小汽车等）

Step 4 把小球用绳子固定，并悬挂在高处。

Step 5 让孩子躺在小球的下方。

Step 6 家长用力推动小球，让小球摇摆起来。

Step 7 孩子用鼻尖的隐形画笔，追随移动的小球，并把小球上的图案描绘下来。

10 用游戏改善远视

科学适度的游戏不仅可以改善孩子近视，对远视的孩子同样有效。据科学研究显示，远视的孩子偏重右脑思维，多进行大脑游戏，开发左脑，并加强左右脑的协调能力和融合能力，能改善远视程度，让双眼更健康；而让双眼放松，也能改善视力。下面介绍两个简单易学的小游戏，供家长和孩子参考。

大脑放松游戏

让孩子平躺下来，微闭双眼，身心放松，然后家长在他的旁边用温柔的语音默念一个场景，让孩子充分发挥自己的想象力，例如，"想象自己平躺在绿色的草地上，头顶是蓝天和白云，这时候，有一阵风儿带着花香轻轻地吹过来，整个世界只剩下你和大自然为伴……"在冥想和放松中，缓解眼部的压力和疲劳，改善远视。

掌心捂眼游戏

将双手的掌心搓热，轻轻捂在两只眼睛上方，两眼自然闭合，眼球先顺时针慢慢转动几周，再相应地逆时针转动，时间控制在5分钟左右。掌心的温热，再加上眼球的转动伸拉，能加快眼部代谢，使气血充足，进而改善远视。

11 图案排列训练治疗散光

散光的孩子看东西时，处在特定的散光角度上的眼肌容易疲劳。图案排列训练，就是根据散光的验光结果，找出特定的散光轴位角度，如右上左下（右斜轴）、左上右下（左斜轴）、左右（水平轴）、上下（垂直轴）等，在各种角度的虚拟直线上，做移动眼球的练习。它可以使牵引散光轴位的眼肌得以放松，进而达到治疗散光的目的。

Step 1　准备一张白纸和一支笔。

Step 2　让孩子在纸上画一条直线，方向与散光角度一致。

Step 3　在直线上画一系列姿势不同的形状，如小花、小猫、小狗等。

Step 4　让孩子的头部固定，眼睛沿着直线扫视。

Step 4　让孩子闭上双眼，想象纸上的画面，随直线上的物体一直延伸。

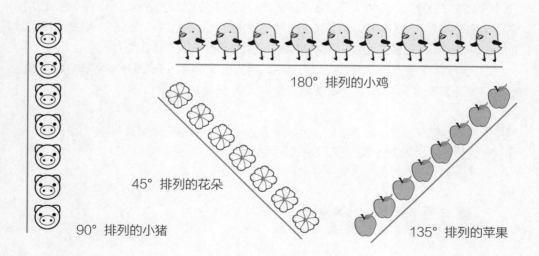

180° 排列的小鸡

45° 排列的花朵

90° 排列的小猪

135° 排列的苹果

注意 如果孩子的左右眼散光的角度不同，应按照不同的角度画两张图，每次只练习一只眼睛，遮住另一侧，然后再用同样的方法换另一只眼睛练习。

12 针对斜视的训练

针对斜视的训练有很多，但训练原则只有一个，就是以引导而非强迫的方法使斜视归正。利用鲜艳的颜色、有趣的玩具，来吸引斜视孩子的注意力，引导斜视眼球转向正常的方向，眼位回到中央的位置，并把这种训练融合在游戏中、生活里，孩子会更有兴趣，也更容易接受，能在不知不觉中矫正斜视的问题。

⇨ 对于4个月至2岁的孩子，家长可以用镜子、喂饭的小勺、闪闪发光的玩具、能发声的玩具以及咕咕叫的声音等，把他的斜眼引到你希望的方向去。既能训练眼肌，也能锻炼晶状体的调节功能。

⇨ 对于大一些的孩子，可以和他们玩球类游戏，如足球、乒乓球等，尽量把球传到与孩子斜眼相反的方向，在传球的过程中，孩子的眼睛会往那个方向转，对增强眼肌的肌力很有好处。

⇨ 也可以和年龄稍大一点儿的孩子玩转动风车训练、拉风箱运动训练等，这些训练也可以吸引斜视眼球向偏斜相反方向运动。

13 改善斜视的眼罩法

斜视的孩子左右眼传入大脑的图像是不一样的：正常眼图像清晰，斜视眼图像模糊，两个图像难以融合为一个，大脑就会不自觉地抑制斜视眼图像的传入，不让斜视眼工作，久而久之，就会发展为弱视。眼罩法通过遮住正常眼，让斜视眼独立工作，能提高其视觉能力，并使控制斜视眼的大脑区域也被刺激，锻炼大脑和眼睛的综合能力。

每天可以给孩子戴上眼罩，让他有意识地用斜视眼观察、注视细小的目标，如画画、穿针、数豆子等，坚持训练10～30分钟，能有效提升视力。

注意 眼罩法简单安全，经济实用，但如果坚持了2个月，孩子斜视眼的视力没有发生任何变化，就不适合继续使用了，应及时去医院就诊。

14 单眼弱视力的训练法

单眼弱视是指一只眼是弱视眼，另一只眼是正常眼或优势眼。对单眼弱视力的训练可以采取前面介绍的眼罩法和精细作业训练相结合的方法，去除大脑对弱视眼的限制，提供弱视眼独立工作的机会，让弱视眼的视力逐渐提高到与健眼相同的水平，这样才能保持双眼的图像都能准确、清晰地输入大脑，为产生立体视觉打下良好的基础。

具体来说，就是为健眼戴上眼罩，让孩子用弱视眼做精细的工作，如数豆子、穿针、画画等，让弱视眼得到充分的锻炼，提升弱视眼的精细动作能力和视细胞的敏感性，此外，还能加强手、眼、脑的协调能力。

15 用视觉刺激训练改善弱视

所谓视觉刺激训练，就是用光电、红光、黑白条栅等作为刺激源，给弱视眼以光等敏感信号刺激，促进视觉功能的发育，从而提高弱视眼视力的方法。无论是单眼弱视还是双眼弱视，都可以采用视觉刺激训练。

光栅疗法 用CAM视觉刺激仪进行，利用对比敏感度高的黑白条栅作为刺激源，需在医院进行，每日1次或每周3次，每次7分钟，10次为1个疗程。

红光刺激疗法 用红光刺激治疗仪进行，有家用的，也有在医院使用的，需每日1~2次。

光刷治疗仪 可购买微型光刷仪在家为孩子治疗，每日坚持1~2次，1~2个月后去医院查一次眼底即可。

后像镜、同视机治疗仪 需在医院进行，每日1~2次，每次20分钟即可有效提高弱视眼的功能，适合于旁中心注视性弱视。

注意 治疗仪有家用型的，也有在医院进行治疗的，家长无论为孩子选用哪一种治疗仪，都应该在医生的指导下进行。

四 科学验光戴眼镜，提高视力少担忧

当孩子出现视力问题后，如果不用眼镜进行校正，孩子长期视物模糊，会造成生活、学习上的困难，而且眼睛易疲劳，容易使视力进一步恶化，屈光度逐渐增加。因此，家长要带孩子科学验光并配戴眼镜。

1. 光学矫正法

眼睛如果有了近视、远视、弱视、散光等疾病，就会影响视力，从而给生活、学习等带来不便，这时就需要通过光学矫正法来使视力恢复正常。

光学矫正法分为非手术法和手术法。非手术法包括两类：一类是各种框架眼镜，如普通单光框架眼镜、双焦框架眼镜、渐变多焦框架眼镜以及特殊设计的防近视眼框架眼镜、消像差框架眼镜等；另一类是各种设计的软性接触镜、透气性硬性接触镜以及角膜塑形镜。其中，框架眼镜是使用时间最长、适用范围最大、接受程度较高的非手术性光学矫正法，小到婴幼儿，大到耄耋老人，都可以使用框架眼镜进行光学矫正。

如果不想戴眼镜，又想拥有清晰明亮的世界，那就只能尝试用手术的方法矫正视力。但做手术是一件需要十分谨慎的事，家长在下决定前一定要向医生确定自己的孩子是否适合手术治疗，手术后视力可以恢复到什么程度，手术会有什么风险等事项，只有充分了解了这些信息才能做出对孩子负责任的决定。

2. 配镜治疗与提升视力的关系

配镜治疗有明显的优点，它能立竿见影地矫正各类屈光不正的视力，而且过程简便、花费不高、没有不良反应。但配镜治疗仅仅是提高矫正视力，帮助屈光不正者看清东西，解决生活、学习上的不便，它不能把有视力问题的人"治愈"，这些人摘掉眼镜后，原先困扰他们的症状还会存在。所以家长不要指望配镜治疗能让孩子把眼睛"戴好"，认为戴一段时间的眼镜，孩子的裸眼视力就会逐渐恢复到正常状态。

3. 电脑验光不可全信

对于儿童来说，眼球可塑性大，如果草率戴眼镜，视力问题的发展可能会更快，所以家长在给孩子配镜这件事情上一定要慎重。

配镜不能单凭电脑验光

配镜的必经程序是验光。许多家长觉得"电脑验光"听上去高大上，肯定可以准确确定孩子的屈光度。实际上科学专业的验光配镜不是单凭电脑验光就能完成的。所谓的电脑验光，是指采用红外线光源以及自动雾视装置达到放松眼球调节的目的，并采用光电技术及自动控制技术检查屈光度的方法。看上去电脑验光很精准，那么为什么说电脑验光不可全信呢？

这是因为人的眼睛的屈光状态和屈光度牵涉到许多生理及心理因素，想要配一副屈光有效、舒适健康的眼镜，往往还要依赖验光人员进行分析和研判，而机器只是程序化的检测，不能反映个体的差异和需求。

专业的医学验光更科学

家长给孩子配眼镜，应该尽量选择到医院找专业的医生配镜，配镜前一定要经过正规的医学验光。专业的医学验光是一个复杂而严谨的过程，主要包括以下检查：用视力表检查裸眼视力，已经配戴眼镜的患者还要戴上原来的眼镜检查矫正视力；检查眼底，了解玻璃体和视网膜的基本情况，确定是否有眼部异常；检查主导眼，戴镜前后的主导眼必须保持一致；检查眼位，对于内隐斜远视眼和外隐斜近视眼应给予完全矫正，对于外隐斜远视眼和内隐斜近视眼应给予低度矫正；检查调节力，主要检查调节近点；检查瞳孔距离，以进一步有效测定双眼屈光度及双眼视功能状态；检查色觉，以判断有无色盲、色弱等色觉异常的情况。

家长不要觉得医学验光麻烦，通过专业医学验光后的配镜，孩子发生视疲劳的可能性极低，屈光度发展缓慢或停止，何乐而不为呢？

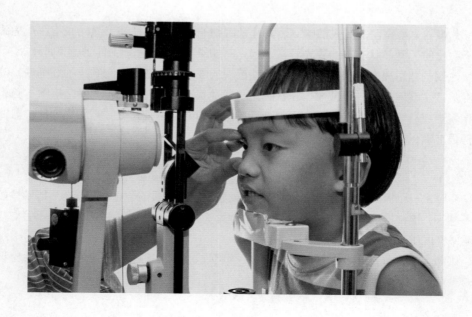

4 散瞳验光的方式及注意事项

眼科医生在给儿童验光配镜时，为了验光准确，会要求散大瞳孔后再进行验光。但有的家长对此很抗拒。那么给孩子配镜时进行散瞳验光是否有必要呢？心有疑虑的家长不妨和我们一起来了解一下。

什么是散瞳验光

散瞳验光是应用药物使眼睛的睫状肌完全麻痹，在失去调节的情况下进行验光。其实质是放松由于眼肌长时间的过度紧张而产生的疲劳，从而得到眼睛真实的屈光状态及屈光度。由于睫状肌被药物麻痹的同时，瞳孔也被散大，因此被形象地称为散瞳验光。

散瞳验光的方式

散瞳验光的方式分为快散和慢散两种，它们在起效快慢、作用时间长短、麻痹睫状肌力量大小上有所不同，但都不会对眼睛造成伤害。

快散通常使用的药物是托品酰胺、后马托品，由医生分 4 次给患儿点用，每次间隔 5 分钟，4 次点完休息 20 分钟后，进行初查。一般 8 ~ 10 小时后，瞳孔可以缩小复原，再来医院进行复验，就可以配镜了。慢散的起效和作用时间长一些，使用的是 1% 阿托品眼药水或眼膏，需要连用 3 天后进行初查。21 天之后瞳孔逐渐复原，进行复验。

医生会根据儿童的具体情况确定散瞳方式。一般来说慢散适用于 12 岁以下的近视患儿、15 岁以下的远视患儿，但因为慢散的作用时间长，对儿童的近距离用眼有较长时间干扰，因此只适合在假期使用。

儿童散瞳验光的必要性

儿童验光配镜前需要先散瞳。因为儿童眼睛的调节能力很强，而屈光不正是指眼睛处于静止的无调节状态下的屈光异常。验光时如果不散大瞳孔，睫状肌的调节作用可使晶状体变凸，屈光力增强，不能去除假性近视的成分，会影响验光结果的准确性，使配镜度数产生误差。而一旦散瞳，睫状肌处于松弛状态，假性近视也就随之排除，验光的结果就更具有客观性。另外，如果眼睛存在散光，散瞳后验光度数和散光轴的位置能检查得更准确。

散瞳验光不会对眼睛造成伤害

眼睛是一个极其精细又相对"娇弱"的器官，家长担心孩子点了散瞳药后眼睛会散得收不回来，这种担忧的心情是可以理解的。但家长完全可以放心，散瞳验光是不会对孩子的眼睛造成伤害的。

眼睛点了散瞳药后，由于睫状肌麻痹、调节松弛、瞳孔药物性变大，可能会出现视近物轻度模糊、畏光等症状。但这只是暂时的，药物作用消失后，瞳孔的大小和睫状肌的调节力就会恢复正常，对眼睛本身没有任何伤害。当然，如果孩子患有青光眼或有青光眼家族史，要由医生进行相关检查后确定是否应用散瞳药物，因为散瞳药物具有诱发青光眼的潜在危险。

散瞳验光的注意事项

散瞳验光要选在适宜的时间进行，上学期间适宜使用快散的方式，可选在休息日的下午进行；如果是进行慢散，则要安排在假期进行。此外，还要注意以下事项。

散瞳前与医生充分沟通：散瞳前家长应主动向医生报告孩子有无其他眼疾，是否有青光眼家族史，以引起医生的注意，还要向医生充分了解散瞳验光需要注意的事项。

散瞳药使用期间注意观察：散瞳药可以通过鼻泪管被鼻黏膜吸收，容易产生阿托品类中毒反应，如口干、脸红、全身发热、瞳孔散大、畏光等。点药时，可用棉球压在孩子眼睛内眼角处，以防药水进入鼻泪管。家长要留心观察孩子在使用散瞳药期间的情况变化，如果不良反应严重，应立即向医生报告，以及时采取应对措施。

散瞳后要避强光、多休息：散瞳后避强光很重要，可以给孩子戴遮阳帽或偏光镜，对眼睛进行保护，并适当减少孩子户外活动的时间。散瞳后应合理安排孩子的学习时间，尽量让孩子的眼睛多休息，减少近距离用眼。

散瞳后要复验：散大的瞳孔复原后再次进行的验光检查称为复验，这个过程是不能省略的。平时人的眼睛处在有调节的动态屈光中，如果按散瞳时测得的度数配镜，孩子戴眼镜后可能感到不适应。通过复验确定的配镜度数可以让孩子戴上眼镜后更舒服一些。

5 验光时眼睛应处于良好状态

现在许多儿童的休息日被安排了各种补习班，家长为了不耽误孩子的学习，有的选择在孩子学习了一天后，才带他去配眼镜，此时眼睛已经处于疲劳状态。过度疲劳时会使睫状肌处于紧张状态，眼睛的敏感度下降，验光结果可能偏高。当疲劳消除后，再戴眼镜就可能出现头晕的不良反应。

验光时应让眼睛处于良好状态，前一天要休息好，第二天清晨或上午去配镜。眼睛充分休息后，睫状肌可得到彻底的放松，验光的结果会更准确。

6 怎么把握眼镜的度数

有的家长带孩子配眼镜时，会要求将眼镜度数配得比实际度数低一点儿，以免孩子眼睛习惯了较深的度数，以后度数会越戴越深。还有的家长刚好相反，怕孩子看不清楚，希望把度数配高一点儿才好。这两种做法都是不可取的。

配镜的目的在于辅助视力，如果配镜的度数不足，孩子必须用力眯眼才看得见，那么负责调节焦距的睫状肌会因过度调节而持续痉挛，长时间下来眼睛很容易疲劳，可能让视力恶化更快；如果盲目追求配镜的矫正视力达到 1.2，有的家长甚至要求达到 1.5，也会由于度数过高使睫状肌增加调节，同样容易造成视疲劳，使度数加深过快。

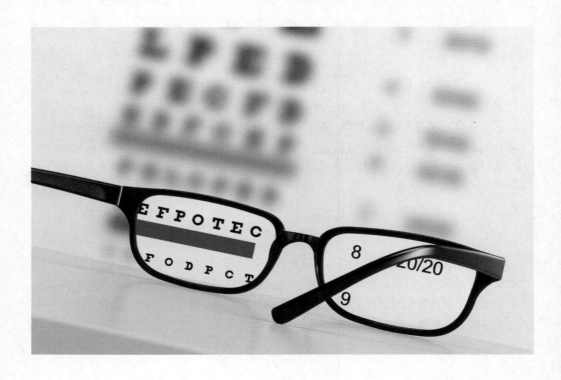

近视眼的配镜应以较小的度数达到较好的矫正视力为原则，远视眼的配镜则应以较大的度数达到较好的矫正视力为原则。比如戴 175 度或 200 度近视镜，矫正视力都能达到 1.0 时，应选择 175 度近视镜。一般来说，较好的矫正视力是指矫正视力达到 1.0，不要为了让矫正视力达到 1.5 而无限制增加度数。当然，配镜时测出来的度数还要通过试戴进行测试，以确定度数是否合适。

掌握正确的试戴方法

验光师查出度数后，一般会让孩子戴上试镜架以确定所验度数是否合适。试镜架是验光配镜的基本工具之一，它的外形是一个眼镜架式的框架，在框架两个圆圈的正面各配设两个可夹装验光镜片的座脚。虽然经过专业验光之后得到的度数已经比较准确，但由于试镜架更接近实际配戴情形，所以还是要通过戴试镜架来确定度数是否合适，需不需要重新调整。

试戴时间要充分： 试戴时不要心急，有的孩子耐性稍微差一些，往往戴上试镜架后随便看两眼就觉得可以了，这样容易造成眼镜做好以后，戴几天又不合适的情况。一般来说，试戴的时间以 10 ~ 20 分钟为宜，如果刚试戴时不舒服，过一会儿又舒服了，说明度数是合适的，只是刚开始时不适应而已。如果刚戴时适合，戴久了眼睛发胀、头晕，看久了会疲劳，则说明度数是不适合的。

多看多走动： 试戴时要多走走看看，远处近处都看一看，看事物是否清晰；走走转转，看看地面是否平整，走动时会不会头晕。

引导孩子说出试戴的感受： 年龄稍微小一点的孩子可能无法清晰、完整、全面地表达自己的试戴感受，家长要配合验光师仔细询问孩子，引导孩子将试戴时的感受充分说出来。

8 镜片、镜架的种类与挑选

通过验光得到准确的配镜处方后，下一步就是为眼镜挑选镜片和镜架了。不同种类的镜片、镜架有不同的特点，要选择适合自己孩子的那一种，不能随意凑合。

镜片的种类与挑选

镜片的种类按材质分为玻璃镜片和树脂镜片两种。玻璃镜片的优点是耐磨损、光学性能好、价格较低，不足之处是比较重、易碎；树脂镜片的优点是重量轻、不易碎，缺点是不耐磨损、易变形、价格相对较高，但可以通过加硬膜提高镜片的硬度，使其耐磨损。

考虑到儿童好动、安全意识比较差，也不善于保护眼镜，如果经济条件允许，家长还是给孩子选择树脂镜片为好，可以在此基础上加硬膜、抗辐射、反射膜等辅助材料，以增加其耐磨损、防辐射、防紫外线的功能。

镜架的种类与挑选

镜架的种类

种类		简介
按材质分	树脂镜架	树脂镜架重量轻、款式多、颜色鲜艳、弹性好，而且价格普遍低于金属镜架
	金属镜架	金属镜架（包括合成金属镜架）因材料不同，价格差异也比较大，其中比较适合儿童的钛合金架，其柔韧性和舒适度都比较好，而且比较坚固，颜色也丰富，价位选择空间大
按款式分	全框架	全框架基本上适用于所有儿童，但镜架稍重
	半框架	半框架是用一条很细的尼龙丝做部分框缘，重量相对同等材质的全框架要轻一些，但要求镜片度数不能低于3.00D，否则镜片底部无法开槽
	无框架	无框架只有鼻支架和镜腿，比较轻巧，由于要在镜片上直接打孔，所以对镜片的厚度也有要求，一般只适宜于2.00～5.00D的镜片

镜架的选择主要从功能、舒适和美观三方面考虑。戴眼镜要起到矫正视力的功能，镜架应当能使配戴者的瞳孔中心与镜片的光学中心相吻合，这样才能起到良好的矫正作用。如果镜架太大，配戴者的双眼离开了镜片光学中心，会造成视物不清、眼睛胀痛、头晕头痛等不适；太小的话会使镜腿压迫颞侧，不仅达不到配镜的功能，戴着也不舒服，因此要根据儿童的头颅、颜面、瞳孔距离选择适宜的镜架。眼镜的舒适度与重量也有关系，重量轻的眼镜对鼻骨压迫小，不会影响儿童鼻骨发育，所以如果镜片本身就比较重了，那么镜架更要选择轻一些的或小框架的。当然，家长也不要因为孩子还小，就无视他对美观的追求，镜架宜选择对脸形有修饰美化作用的。

新眼镜的适应期

一般新眼镜都需要一个适应期，即使镜片度数没变，但更换了新的镜架，视物会有差异，也需要重新适应。像近视眼镜初戴时，有的人会因为感觉东西缩小而不适应，出现头晕的现象；散光眼镜初戴时视物变形，走路时可能感觉地面高低不平，也会有头晕目眩的感觉。这是因为眼睛原本适应了不清楚的影像，一旦清晰了一时间反而不习惯。但通常经过一周的适应，就能慢慢接受了。如果适应一周以上仍觉得不舒服，就要到配镜的机构去查看。

10 孩子戴眼镜的注意事项

正确戴眼镜不仅能提高视力，让孩子视物更清晰，还能控制病情、使眼镜度数保持在较低水平。在戴眼镜过程中，家长要教导孩子注意以下事项。

➪ 注意眼镜的保养。戴眼镜的孩子要注意保养好自己的眼镜，如果眼镜受损，就会影响它的光学矫正功能，还可能对眼睛造成不良的后果。

➪ 不能戴别人的眼镜。有的儿童可能觉得好玩而戴别人的眼镜，家长一定要告诫孩子不能这么做。每个人的度数、瞳孔距离、镜架大小等都有不同，儿童的眼睛调节能力又很强，如果戴别人的眼镜，时间长了可能会使眼睛受伤害。

➪ 剧烈活动时摘下眼镜。在上体育课或做其他剧烈运动时可摘下眼镜，以免眼镜在运动过程中破损，造成眼睛的意外伤害。

➪ 定期验光。儿童时期眼睛处在发育状态，眼睛屈光状态变化快，如果一两年都不做验光检查，度数变化了也不知道，还戴着同样的眼镜就可能增加视疲劳，对眼睛有害无益。建议每半年到医院验光一次，如果度数有变化，可以及时对眼镜进行调整。

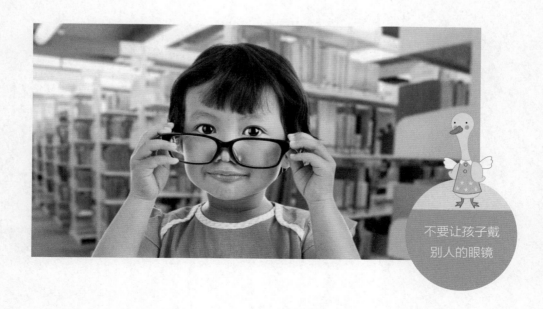

不要让孩子戴别人的眼镜

1.1 眼镜的使用与护理

孩子还小，不在意眼镜的使用与护理属于情理之中，但疏忽大意可能对眼睛造成伤害，这就要求家长教导孩子正确使用与护理眼镜。

框架眼镜的使用与护理

科学戴、取眼镜：单手从一边斜向戴、取眼镜是不好的习惯，这样容易造成镜架变形，家长从一开始就要注意纠正。正确的做法应该是双手齐用，一手拿住一个镜腿，戴上或取下。

眼镜折放有讲究：有的眼镜对镜腿折放的先后顺序有要求，比如需要先从左边镜腿折放，如果不按顺序，强行先折放右边镜腿，可能导致镜架歪斜、变形。另外，眼镜折好后，存放时不要让镜片接触桌面，以免镜片磨损。

选择硬质的眼镜盒：眼镜不用时，要将其存放在眼镜盒中。眼镜盒不宜过软，否则一旦受外力挤压，里面的眼镜就容易变形，尤其是玻璃镜片，更易被压碎。

让眼镜远离高温：眼镜在高温下容易变形、开裂或影响其光学功能，所以要提醒孩子不要将眼镜放在高温的地方，如夏天封闭的汽车内，或吃饭时的火锅炉子旁。

掌握正确的清洗方法：有的孩子可能不注意，镜片被手指印、油渍等弄脏了也一直戴着，或是拿餐巾纸或抄起衣角随便擦一下，这是不对的。眼镜脏了要及时洗干净，在家可用清水冲洗，有油渍的加点儿中性洗洁精搓洗一下，用清水冲干净，再用擦镜布轻轻擦干水分。

镜片损坏及时更换：家长和孩子要注意观察眼镜是不是有损坏、划痕或透光性下降的情况，发现这些情况应及时验光，并更换新的眼镜。

温馨提示

为了让镜片具备良好的防雾效果，可以将30毫升甘油和10毫升肥皂液混合均匀后，加数滴松节油搅拌均匀，制成防雾水，涂在镜片上，再用眼镜布擦拭，能有效防雾3～4小时。如果希望防雾的持续时间更长，可以将香皂的皂体蘸水，待表面柔软后，将其均匀地涂抹在眼镜片上，再用无屑的纸巾将镜片轻轻擦拭干净，防雾效果可以持续10小时左右。

角膜接触镜的使用与护理

1 在家长的监护和帮助下配戴： 角膜接触镜相比框架眼镜而言，戴起来比较麻烦，成人有时都不能顺利戴好，对孩子而言就更加困难一些。在孩子戴角膜接触镜时，父母应提供监护和帮助，直到孩子熟练、正确地掌握戴的方法。

2 接触角膜接触镜前清洁双手： 角膜接触镜戴上和摘取要靠手指来完成，所以接触前必须用洗手液或香皂仔细清洗双手，以免手指上的细菌通过手指接触眼镜进入眼部。

3 每天进行眼镜的清洁消毒： 无论戴哪一种角膜接触镜，原则上都应每天摘下来按规定进行清洁消毒处理。清洁要用专门的护理液，然后用手搓洗 30 秒以上，再用护理液冲洗干净。注意清洗的动作要轻柔，以免划伤、搓破镜片。清洁后的镜片要用消毒液进行消毒，再放到装有专用保存液的器皿中存放。

4 妥善管理药液： 对超过保存期的护理液、消毒液等要及时清理掉，不要继续使用。不要将不同品牌的药液混合使用，也不要重复使用药液。

5 妥善管理眼镜盒： 存放镜片的眼镜盒应每周用牙刷蘸清洁剂刷洗死角，并进行消毒。眼镜盒应放在干燥通风的地方，避免阳光直射。

6 除蛋白护理： 角膜接触镜戴时间长了以后，泪液中的蛋白质成分就容易黏附于镜片上，一般的每日清洁能除掉其中的一大部分，但也有一小部分比较顽固的蛋白质会积存下来，时间越久越难清除，久而久之容易引发眼部疾病。一般每 3 个月要进行一次除蛋白护理，以保持镜片清洁。

7 出现异常及时到医院检查： 如果孩子戴角膜接触镜后出现眼红不适、发热、腹泻、呕吐等症状，要及时停戴，并去医院查明原因，对症处理。即使没有出现异常，也要遵医嘱定期带孩子到医院复查，以及时发现问题，早做处理，避免产生不良后果。

五 手术治疗，恢复视力的另一种选择

要想让孩子恢复视力，除了做视力训练之外，手术治疗也是一种选择。不过，做手术毕竟存在一定的风险性，家长需要充分地了解不同手术的相关知识，并根据自家孩子的实际情况进行选择，切不可盲目大意。

1. 近视眼孩子慎选手术治疗

目前，治疗近视眼的手术主要有三类，分别是角膜屈光手术、后巩膜加固术和透明晶状体摘除术。其中，比较有效且开展较为广泛的是准分子激光手术，它主要是通过手术把眼角膜变薄，用以改变角膜弧度、减轻度数，但不能恢复因近视而拉长的眼轴。因此，家长须知，即使做了激光近视手术的人，能够恢复正常的裸眼视力，但是眼底并没有改变，尤其是高度近视者，可能会引发诸如视网膜脱离、黄斑部病变等多种并发症，严重时仍可能导致视力下降，所以，手术并不是解决问题的根本所在。

而且，并不是所有的近视眼孩子都可以选择手术进行治疗的。就拿准分子激光手术来说，由于它是在人的眼角膜上做手术，因此主要适合年龄在18周岁以上的成人近视者，年龄小于18岁的青少年，尤其是15岁以下的孩子，由于眼角膜尚处于发育的时期，近视度数也不稳定，并不适合采取准分子激光手术进行治疗。当然，也不是说只要满了18周岁就一定可以做该手术了，任何手术都不是以年龄段作为是否能实施的准确标准的，具体还要看孩子眼球的发育是否成熟、视力变化是否稳定，这些对于手术及手术后

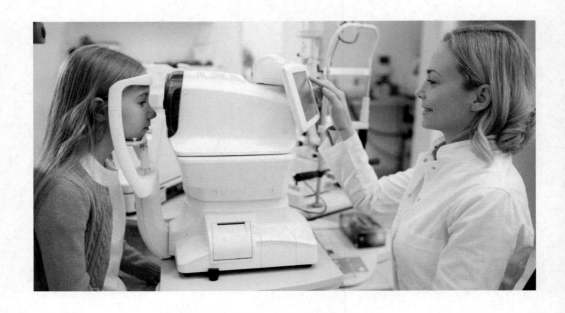

的效果影响十分大。

　　此外，如果孩子的近视度数在300度以下，也没有必要采用手术治疗。近视手术作为一种创伤治疗，是在正常眼睛上开刀，其对眼睛的长期影响还有待观察，决定手术前，一定要权衡利弊，慎之又慎，听取专业医生的建议。

2 认识角膜屈光手术

　　角膜屈光力占全眼球屈光力的2/3，角膜屈光手术就是通过改变角膜的屈光力，有效地改变眼睛的屈光力，是矫正近视、远视、散光等视力问题的方法之一，它是目前热门、有效的屈光手术之一，方法主要有以下三种。

准分子激光手术

　　准分子激光手术是目前运用较为广泛的角膜屈光手术之一，又可以分为两种，即准分子激光角膜表面切削术（PPK术）和准分子激光原位角膜磨镶术（LASIK术）。

手术名称	手术原理	手术特点	适用人群
准分子激光角膜表面切削术	采用激光刀在角膜表面逐层切削少量组织，以改变角膜曲率，消除近视、散光等视力问题	效果可靠，较为安全，但术后疼痛感强，个别有角膜混浊现象	18岁以上、近视度数稳定两年的低中度近视眼患者
准分子激光原位角膜磨镶术	比准分子激光角膜表面切削术更进一步，即除对角膜切削外，还有个角膜瓣保护创面	效果可靠，矫正范围广泛，术后反应轻，无角膜混浊现象	中、高度近视眼和散光眼成人患者

角膜飞秒激光术

　　角膜飞秒激光术是以脉冲形式运转的激光代替手术刀，对角膜施行手术。角膜飞秒激光术的持续时间较短，仅仅几个飞秒，瞬间效率高，大大提高了手术的安全性和精确性，能够更好地保持角膜结构的完整性，提高术后的视觉质量。该手术技术的发明也标志着屈光手术进入全激光手术时代——由"有刀"变"无刀"。

角膜磨削术

角膜磨削术是用特殊的仪器，将从患者眼睛上取下的角膜块精细磨削到需要的屈光度，即用患者的角膜做一个人工镜片，再缝回原处。该手术的效果可靠，尤其是对散光患者非常有效。但因手术复杂、难度系数高，推广的医院并不多，目前还处于研究性阶段。

3 了解后巩膜加固术

后巩膜加固术（PSR），又称巩膜后兜带术、后巩膜支撑术或后巩膜加强术，是应用异体或自体的生物材料或人工合成材料加固眼球后极部巩膜，以期阻止或缓解近视发展的一种手术。

该手术主要是通过增强巩膜的强度，防止近视眼的眼轴继续被拉长，进而延缓近视度数的上升。主要适用于患病理性近视眼、高度数且度数持续加深者。目前，开展该手术项目的医院还比较少。

4 什么是透明晶状体摘除术

人体的晶状体相当于眼内一个+1000度左右的放大镜，透明晶状体摘除术的原理是对−1000度的高度近视眼者，把其透明的+1000度的晶状体摘除，两者的度数相抵消，术后能使其变成正视眼，不用镜片也能看清远处的物体，但由于摘除了晶状体，缺乏一定的调节力，看近处的物体时可能会有些困难。因此，一般在摘除透明晶状体后，往往还会再植入低度数的人工晶体，帮助患者看近距。

透明晶状体摘除术主要适合于单眼高度轴性近视者，目前尚处于研究性阶段，在少量谨慎地开展中。

5 斜视手术治疗的原理

对于患有斜视的孩子来说，如果经过配眼镜、药物等非手术方法治疗后，斜视仍然不能得到有效的矫正，就应该考虑采取斜视手术治疗了。

斜视手术治疗的原理，是通过缩短斜视眼的某条眼肌，从而增强它的力量；或者后移某条眼肌的附着点，来减弱它的力量。无论采取哪一种方式，都是为了达到矫正眼位的目的，即使斜视眼回到正视眼的眼位上，两眼视轴平行，就有可能获得双眼单视的效果，告别斜视。

6 把握治疗斜视的手术时机

由于斜视手术需要全麻，很多家长担心这会影响孩子的智力，从而拖延手术治疗的时机，其实这是不对的。与全麻导致的智力影响相比，斜视的影响更为严重，而且斜视时间久了，不仅会影响智力，还可能使孩子发生双眼单视功能障碍，丧失立体视觉，影响孩子的性格、容貌等，甚至影响人生。此外，如果孩子的双眼单视功能已经完全被破坏，那么手术就仅仅能起到美容作用，一侧的眼睛会发展为弱视，后果无力挽回且不堪设想。

因此，家长一定要让斜视的孩子尽快采取手术治疗，使两个眼位正常，促进双眼单视功能的良好发展。

做斜视手术一定要等孩子的眼睛斜视角度稳定后再进行，手术治疗的时间，是儿童能否获得双眼单视功能的关键，不同情况应区别对待。

对于先天性斜视的孩子，应在1岁前进行手术，以便获得良好的立体视觉。

6~7个月的婴儿，如果眼球还有偏斜，就应该怀疑有斜视的可能，需要去医院做进一步的检查。

2岁后发生斜视的孩子，如果非手术治疗3个月无效，应马上进行手术，不可拖延。否则，拖延的时间越长，出现立体视觉缺陷的可能性就会越大。

对于麻痹性斜视和外伤性斜视者，眼肌麻痹半年到1年，若药物治疗无效，不再继续恢复或病情稳定时，可考虑手术治疗。

温馨提示

经斜视手术治疗后，如果孩子有屈光不正，术后应戴矫正眼镜，否则，眼睛还可能再次出现偏斜。另外，手术后2周左右，家长应协助孩子进行相应的功能训练，帮助更快、更好地回复双眼的单视功能，使孩子产生良好的立体视觉。

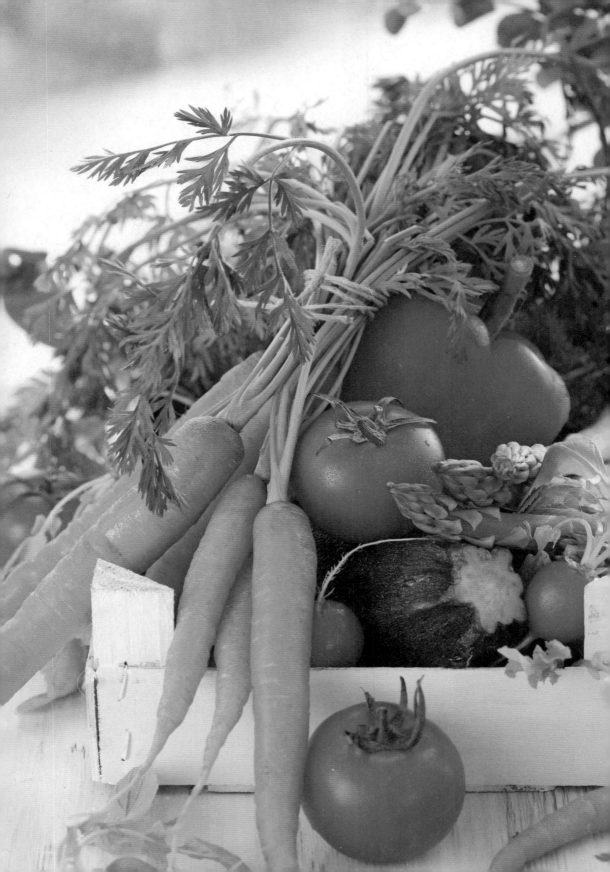

Part 4

吃对保健食物，
养好眼睛提升视力

在儿童眼球的发育期，需要蛋白质、维生素、钙、锌等营养物质的参与，如果缺乏某种重要的营养物质，可能导致视力不良。因此，家长和学校都要重视孩子的营养，给孩子准备全面、均衡的"护眼饮食"，帮助孩子击退各类眼疾，提升孩子视力。

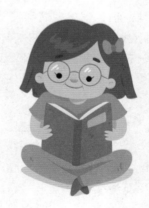

一 饮食调养，"吃"出来的护眼秘籍

正确的饮食调养，可以对保护眼睛起到很好的效果。如果饮食结构不合理，营养摄入不均衡，则会使处在眼睛发育关键期的儿童视力下降。下面就跟随我们一起来了解饮食中的护眼秘籍，为提升孩子的视力努力吧！

1. 平衡膳食，吃出明亮双眸

过去谈及保护视力，人们往往只关注用眼卫生问题，而忽略了眼睛对于营养的需求。殊不知，只有坚持平衡膳食，保持日常饮食的多样性，才能为眼睛补充其所需的多种营养素，为保证眼睛健康打好基础。平衡膳食，除了要根据不同年龄段儿童的需求，保证其各类食物的每日摄入量，还需要做到以下几点。

粗细搭配。保护视力所需的营养素铬主要存在于粗粮中，如果孩子总是吃精细食物就容易造成体内缺铬，从而带来视力问题。所以日常饮食中要注意粗细搭配。

荤素搭配。自然界的食物丰富多样，每种食物所含的营养成分不尽相同，眼睛无法从单一的食物中获取所需的全部营养素，所以要坚持荤素搭配，摄取均衡营养。

饮食清淡。即膳食不应厚味、油腻，否则会加重肾脏的负担，进而损伤肾脏。一旦肾气不足，眼睛就易出现干涩、浮肿、视物模糊等不适。

常吃奶类、豆类食物。奶类、豆类食物富含蛋白质、维生素和钙，能补充眼睛所需的这些营养，促进视力发育。因此，家长可以让孩子每天有意识地吃一些牛奶、酸奶、豆类制品等。

保持酸碱度平衡。正常人的体质酸碱度基本是平衡的。酸性食物摄取过多，会使人体内的酸度相对增加，从而使眼睛的角膜、睫状肌、巩膜等随之产生轻微变化，容易增加患近视眼的可能性。所以酸性、碱性食物都要让孩子进食。

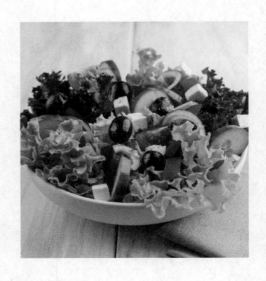

2. 选对营养素，让孩子的眼睛更明亮

营养与儿童视力的发育有很大关系。在眼球发育期，如果缺乏某些营养物质，易使眼球组织变得脆弱，加上长期近距离用眼，眼肌持续对眼球产生压迫，使眼轴伸长，进而发展成为近视眼。因此，在孩子眼球发育期间，保证合理的营养非常关键。

蛋白质

蛋白质是视力发育的基础，视网膜上的视紫质由蛋白质合成，蛋白质不足会导致视紫质合成不足，进而出现视力障碍。另外，眼部组织的修补、更新也离不开蛋白质，如果蛋白质长期处于缺乏状态，会引起眼睛的功能衰退，视力下降，并发生各种眼疾。

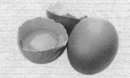

因此，平时保护视力可以多吃含丰富蛋白质的食物，如鸡蛋、牛奶、瘦肉、鱼、豆制品、花生、燕麦等。建议种类丰富一些，不要吃得过于单一。例如，将谷类和豆类混合食用，豆类中的赖氨酸弥补了谷类赖氨酸的不足，而谷类的含硫氨基酸又是豆类所缺少的，混合食用可以实现蛋白质的互补。

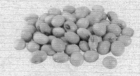

DHA 和 ARA

DHA 和 ARA 对维持神经系统细胞生长起着重要作用，是大脑和视网膜的重要构成部分，有着促进脑发育、提高记忆力、完善视力发育的作用。儿童尤其是婴幼儿，缺乏 DHA 和 ARA，将导致孩子头围小、智商和视力低下等不良后果，而且这种损害是不可逆转的。

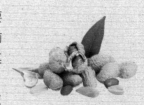

DHA 和 ARA 是多不饱和脂肪酸，人体自身较难合成，需从饮食中摄取。家长平时可多给孩子提供蛋黄、深海鱼等富含 DHA 和 ARA 的食物，同时还可以增加膳食中 α－亚麻酸植物油食物的摄入，如亚麻籽油、核桃、杏仁、花生、芝麻等，α－亚麻酸也可以在体内转化生成 DHA 和 ARA。

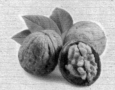

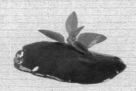

维生素A在维持正常视觉功能方面起着重要作用。维生素A缺乏时，孩子可能患上干眼症、夜盲症和上皮增生角化等疾病。多吃富含维生素A的食物可使角膜更健康、眼睛更明亮。

维生素A主要食物来源有动物肝脏、鱼肝油、鱼卵、蛋黄等，胡萝卜、菠菜、西红柿、苋菜、红薯、南瓜、橘子、柿子、鲜枣等新鲜蔬果中也含有部分维生素A。

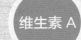

维生素 A

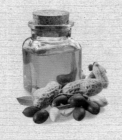

维生素E具有抗氧化作用，可抑制晶状体内的过氧化脂反应，减少自由基对眼睛的伤害，还能使毛细血管扩张，改善血液循环，延缓眼睛老化，预防近视、白内障。

维生素E的良好食物来源有植物油，如麦胚油、大豆油、花生油、芝麻油等；绿叶蔬菜、猕猴桃、苹果、核桃、杏仁、腰果、花生等。

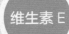

维生素 E

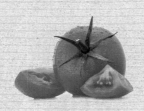

维生素C是组成眼球晶状体的成分之一，其还具有抗氧化的功能，可帮助人体清除体内堆积的过氧化物质，避免组织受到损伤。足量的维生素C可帮助减弱光线与氧气对眼球晶状体的损害，预防晶状体混浊或早发性白内障的发生。

很多新鲜的蔬菜和水果中都含有丰富的维生素C，尤其是深绿色和黄红色的蔬果，如彩椒、黄瓜、小白菜、西红柿、鲜枣、柠檬、猕猴桃、草莓等。

维生素 C

B族维生素

B族维生素是参与人体神经传导的重要因子，对维持神经系统健康非常重要，视觉神经就是其一，因此也可以说B族维生素是保持良好视力不可缺少的物质。

B族维生素包括维生素B_1、维生素B_2、维生素B_6、维生素B_{12}、烟酸、泛酸、叶酸等。富含B族维生素的食物有动物肝脏、乳制品、绿叶蔬菜、豆类、菌藻类、小麦胚芽、糙米、鱼类、蛋类、啤酒酵母等。

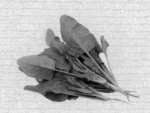

钙

钙与眼球构成有关，是眼球壁巩膜的主要组成成分。处于生长发育期的孩子，身体对钙的需求量相对成人较多，如果儿童期缺钙，除了会影响生长发育外，还会导致眼球壁巩膜坚韧性降低，当眼肌对眼球壁巩膜产生压力时，其抵抗力就会减弱，从而使得眼球直径容易被拉长而产生近视。

日常饮食中，家长应多供给孩子含钙丰富的食物，如牛奶、酸奶、骨头汤、虾皮、鲜虾、鸡蛋、上海青、小白菜、豌豆、花生等，可以多样化供给。

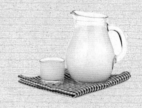

锌

锌在体内蛋白质生物合成中发挥重要作用，缺锌会影响视蛋白及神经介质的合成，导致眼部神经肌肉的收缩与舒张功能受阻，从而影响眼睛的正常生理功能。锌能促进维生素A吸收，维生素A平时主要储存于肝脏中，人体需要时，要靠锌协助肝脏合成视黄醇结合蛋白，动员肝脏储存的维生素A运转到血液中。

生长发育旺盛的儿童容易发生缺锌，家长要注意给孩子补充含锌比较丰富的食物，如贝类和软体类海鲜、瘦肉、动物内脏、蛋黄、叶菜类蔬菜、松仁等。

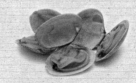

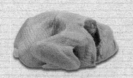

硒是维持视力的重要微量元素，支配眼球活动的肌肉收缩，瞳孔的扩大和缩小，眼辨色力的正常均需要硒的参与。硒还是谷胱甘肽过氧化酶的必需组成成分，能通过清除人体内（包括眼睛）的脂质过氧化物，阻断活性氧自由基的致病作用，使眼细胞免受损害。

富含硒的食物主要有鱼肉、鸡肉、动物内脏、大白菜、蒜苗、谷物、奶制品等。

硒

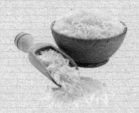

铬元素能增强胰岛素活性，当人体缺铬时，胰岛素的作用就会明显降低，会引起血浆的渗透压改变，进而导致晶状体和眼房内渗透压也发生变化，促使结晶体变凸，屈光度增加，造成弱视、近视。

铬广泛存在于各种食物中，肉类、谷类、动物肝脏的铬含量较高，新鲜蔬果及乳制品也含有铬。日常饮食中，主食应以谷物为主，并注意粗细搭配。

铬

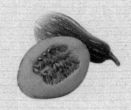

对眼睛有益的类胡萝卜素主要是β-胡萝卜素、叶黄素和玉米黄素。β-胡萝卜素可防治缺乏维生素A导致的夜盲症，广泛存在于常见的蔬果中，如胡萝卜、西红柿、杧果等。叶黄素可作为抗氧化剂来保护眼睛，在一些绿叶蔬菜中，如菠菜、上海青等均富含叶黄素。玉米黄素是人眼的成像部位视网膜内黄斑的重要色素来源，同样具有抗氧化和过滤有害紫外线的功能。富含玉米黄素的食物有玉米、南瓜、橙子等。

类胡萝卜素

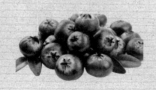

花青素是一种强抗氧化剂，可抵抗自由基对晶状体细胞的氧化伤害，帮助眼球恢复弹性，可缓解视疲劳、视力模糊、畏光、泪眼、眼睛干涩等症状，并能预防白内障的发生。富含花青素的食物有蓝莓、黑莓、樱桃、茄子、红石榴、黑米等。

花青素

3 改善"脑内视力"，饮食来帮忙

大脑是视觉的中心和基础，脑视力神经在调节视力中起着举足轻重的作用，这种能力被称为"脑内视力"。"脑内视力"可以通过以下饮食调养得到有效改善。

适量补充多不饱和脂肪酸

多不饱和脂肪酸在脑组织中的含量丰富，对维持大脑正常的结构和功能有着重要的作用，在儿童期可以促进大脑的生长发育，在老年期可以延缓大脑的衰老。多不饱和脂肪酸包括亚油酸、亚麻酸、DHA、EPA等，可通过食用植物油、三文鱼、金枪鱼、核桃等食物获取。

适量补充优质蛋白质

优质蛋白质一般指动物蛋白质，因为它们在人体中的消化吸收率高于植物蛋白质。蛋白质是脑细胞的主要成分之一，又是脑细胞兴奋和抑制过程的物质基础，而优质蛋白质可使大脑皮层处于良好的生理活动状态。

优质蛋白质含量丰富的食物包括鸡蛋、牛奶、瘦肉、鱼等。但家长不要因此让孩子吃很多动物性食物，以免摄入过量的脂肪，引起肥胖等其他慢性病，日常饮食还是要以植物性食物为主，荤素搭配。

避开损脑食物

含大量染色剂、甜蜜素等添加剂的食品，对脑发育有不利影响，儿童要少吃。儿童也要避免接触含咖啡因的食物，如咖啡、巧克力、深色汽水等，因为咖啡因会影响脑部供血量。许多儿童都爱吃油炸食品，这类食品吃多了也会造成脑细胞的伤害，所以要少吃。

吃硬质食物

吃硬质食物会增加咀嚼的频率与力度，而人在使用咀嚼肌时，刺激会传到脑干、小脑、大脑皮层，激发脑细胞的活性。充分咀嚼还有助于分泌胆囊收缩素，这种激素能随血液流动进入大脑，提高脑部活力。比较适合儿童的硬质食物有胡萝卜、甘蓝、水果等。

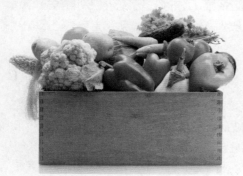

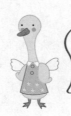

咀嚼硬质食物可锻炼眼部肌肉，促进儿童视力发育。

4 培养有益视力的饮食习惯

　　保护视力，除了要养成良好的用眼习惯和在吃的食物上下功夫，改变饮食"恶习"，培养有益视力的饮食习惯也是很重要的。

多吃黄绿色蔬菜和水果

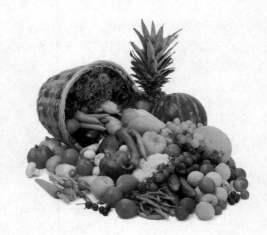

　　黄绿色蔬菜以及水果是类胡萝卜素（包括β-胡萝卜素、叶黄素、玉米黄素）、维生素A、B族维生素、维生素C、维生素E、矿物质（包括钙、锌、钾、镁、铁、硒）等营养成分的主要来源，这些营养成分对眼睛十分有益，可以保障视力的正常发育，降低儿童发生近视、干眼症、夜盲症等眼疾的危险，家长平时不妨让孩子多吃一些。

养成不挑食的习惯

　　每种食物所含的营养成分都有不同，眼睛所需的营养素需要从多种食物中获取，挑食很容易导致摄取的营养不均衡，影响眼球的发育。像肉蛋类食物中蛋白质丰富，但维生素较少，而在蔬菜、水果中含有丰富的维生素，蛋白质却比较少。如果孩子只爱吃肉，不吃蔬菜，就可能造成维生素摄入不足，反之亦然。因此为了眼球的正常发育，应让孩子养成不挑食的饮食习惯。

少吃甜食

　　大多数孩子都喜欢吃甜食，许多家长担心的是孩子吃多了甜食会长蛀牙，却不知道对视力也是有伤害的。葡萄糖在人体中分解供能的过程需要含有维生素B_1的酶催化，过量吃甜食，会消耗体内的维生素B_1，使孩子容易患上近视眼。甜食吃多了还会抑制胃酸分泌，削弱胃肠道的消化和吸收能力，容易使孩子出现厌食、偏食等问题，影响营养素的摄取，进而妨碍大脑、骨骼、视力等的发育。

少食辛辣食物

　　有的孩子吃饭时接受不了辣味的食物，但面对麻辣的零食总能"克服困难"。辛辣的食物吃多了会伤及眼睛，因为辛辣食物会刺激血管，导致毛细血管的血液流动加速，眼睛周围的血管出现灼热感，眼泪明显增多，眼睛逐渐出现视物不清的现象。如果眼睛长时间遭受辛辣食物的刺激，还会造成视觉调节能力明显下降，出现视力减退、眼睛干涩等症状。为了保护眼睛，要让孩子少吃辛辣食物。

少吃深加工的食品

经过深加工的食品往往颜色鲜艳、味道香浓，比较对孩子的胃口，但其中的化学添加剂通常也比较多，如防腐剂、香精、色素、增白剂等，有的还使用了大量的盐、味精等调味，深加工的过程也容易使食物中的营养成分遭到损失。如果孩子经常吃这样的食物，很容易造成营养素摄取不足，还会增加胃、肝、肾的代谢负担，对视神经也有破坏作用，对视力有不良影响。因此生活中应尽量让孩子少吃深加工的食品。

远离烧烤

食物在烧烤过程中，营养物质会迅速遭到破坏，蛋白质也会发生变性，几乎没有营养价值。如果经常食用烧烤食物，很容易导致人体新陈代谢失去平衡，营养素缺乏，尤其是钙元素，眼睛就容易出现异常症状。不仅如此，烧烤的过程还会产生致癌物质，经常食用的话，会大大增加胃、肠等器官癌变的风险。为了孩子的身体和视力健康，家长尽量不要让孩子吃烧烤。

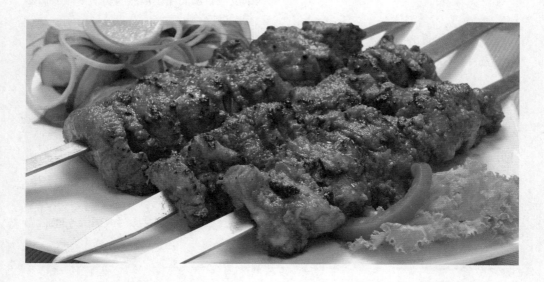

拒绝二手烟

二手烟即被动吸入他人抽烟时随着烟雾释放出来的物质，有的家长有抽烟的习惯，又不注意避开孩子，导致孩子吸二手烟，这对孩子的健康危害很大，其一就是会导致视力下降。孩子吸入二手烟会导致血液供氧量降低，而视网膜对缺氧极其敏感，长期下去，会导致视神经纤维发生变性；另外，二手烟中的烟焦油会导致体内维生素B_{12}的含量下降，而维生素B_{12}是维持视神经正常功能所必需的营养素。在这两个因素的共同影响下，眼睛会出现视物模糊，长期如此，还会导致视力减退，甚至出现弱视。

二 护眼食材推荐

眼睛作为身体的重要器官，也需要从食物中级取营养素来维持正常状态，而合理的日常饮食，就是养护眼睛、提升视力的良方。选对食材进行调养，可起到事半功倍的效果。快来看看对眼睛有益的食材都有哪些吧！

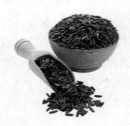

黑米

■ **性味归经**

性平，味甘。归脾、胃经。

■ **食疗功效**

黑米具有养肝明目、滋阴补肾的功效，经常食用有利于防治目眩和视力减退。黑米中的黄酮类化合物，可以抑制自由基的连锁反应，从而减轻辐射损伤，保护眼睛免受刺激。

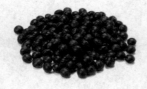

黑豆

■ **性味归经**

性平，味甘。归脾、肾经。

■ **食疗功效**

黑豆具有明目健脾、保护视力的功效。黑豆中丰富的维生素E具有抗氧化的作用，可减少高浓度氧气对机体的损害，减轻眼晶体纤维化，对维持眼睛健康十分有益。

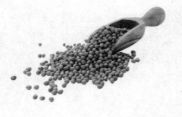

绿豆

■ **性味归经**

性凉，味甘。归心、胃经。

■ **食疗功效**

绿豆含有丰富的蛋白质，蛋白质是构成眼部组织的材料，因此适量进食绿豆有助于保护眼睛。绿豆还有清热解毒的功效，对热毒所致的眼疾有一定的食疗作用。

红薯

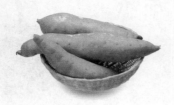

■ 性味归经

性平，味甘。归脾、胃、大肠经。

■ 食疗功效

红薯营养丰富，含有膳食纤维、胡萝卜素、维生素 A、维生素 B$_1$、维生素 C、维生素 E 以及钾、铁、硒、钙等营养元素，素有"长寿食品"之誉，能够补中益气、滋补肝肾，从而起到养护眼睛的作用，其中的维生素 C 和维生素 E 对维持眼睛健康也很有帮助。

山药

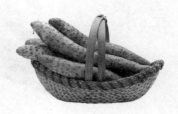

■ 性味归经

性平，味甘。归脾、肺、肾经。

■ 食疗功效

山药有健脾补肺、益胃补肾、聪耳明目等作用，其富含有益眼睛健康的胡萝卜素、维生素 B$_1$、维生素 B$_2$、维生素 C 等，能增强眼睛的抗氧化能力，促进眼部血液循环，缓解眼部疲劳，对用眼过多造成的眼睛干涩症状也有一定的缓解作用，常食还可以滋补身体。

豆腐

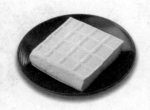

■ 性味归经

性凉，味甘。归脾、胃、大肠经。

■ 食疗功效

豆腐含有人体所必需的 8 种氨基酸和不饱和脂肪酸，具有益气宽中、生津润燥、清热护眼的功效，还可以保护肝脏、促进机体代谢。另外，豆腐还有健脑的作用，其所含丰富的大豆卵磷脂有益于神经、血管、大脑的发育，十分适合生长发育期的孩子食用。

扁豆

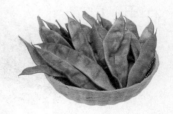

■ 性味归经

性微温，味甘。归脾、胃经。

■ 食疗功效

扁豆含有的 B 族维生素能维持视网膜和角膜的正常代谢。扁豆还含有丰富的维生素 C，能防止视网膜受到紫外线伤害，增强眼部细小血管的韧性、修护细胞，帮助增进眼球健康。注意扁豆不能生食，其含有凝血物质及溶血性皂素，如未炒熟就食用，不利于身体健康。

玉米

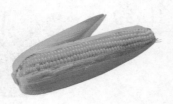

■ 性味归经

性平，味甘、淡。归脾、胃经。

■ 食疗功效

玉米含有丰富的类胡萝卜素，其中的叶黄素有过滤蓝光和抗氧化的作用，是帮助眼睛发育的关键营养元素；另一种类胡萝卜素——玉米黄素则有很强的抗氧化作用，可以有效保护眼睛。另外，玉米还有开胃益智的功效，孩子常食可以促进脑部发育、增强记忆力。

南瓜

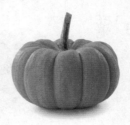

■ 性味归经

性温，味甘。归脾、胃经。

■ 食疗功效

南瓜中含有蛋白质、维生素B_1、维生素B_2、维生素C和维生素A等营养成分，另外南瓜中的胡萝卜素含量较高，这些营养成分可以促进视力发育，还能保护眼睛角膜润泽而不干燥，有助于维护正常视力，有效防治干眼症、夜盲症等眼部疾病。

胡萝卜

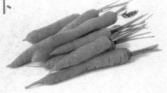

■ 性味归经

性平，味甘。归肺、脾经。

■ 食疗功效

胡萝卜含有丰富的维生素A，维生素A是维持视力正常的重要营养成分。另外其含有的α-胡萝卜素和β-胡萝卜素被人体吸收后，可以转化为维生素A，因此常食胡萝卜有助于维持正常的视觉功能，对防治因缺乏维生素A引起的夜盲症有很好的功效。

黄瓜

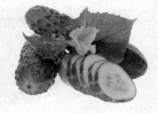

■ 性味归经

性凉，味甘。归肺、胃、大肠经。

■ 食疗功效

黄瓜中含有钙、铁、锌、硒等多种营养物质及维生素C、维生素E、维生素A等营养素，黄瓜皮中还含有丰富的胡萝卜素，可为眼部组织补充充足的营养，加强眼周微血管血液循环，维持正常视力。黄瓜除了可食用外，还可将其切成片敷于眼部，可以减轻眼疲劳。

苦瓜

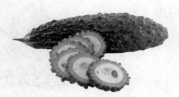

■ 性味归经

性寒，味苦。归心、肝、脾经。

■ 食疗功效

苦瓜具有清热、解毒、明目、补肾的功效，对治疗结膜炎有一定的作用。此外，苦瓜中还含有较多的维生素C、维生素E、胡萝卜素、钙、锌、硒等营养成分，不仅有助于提高机体免疫力，还可避免因营养不均衡所致的视力下降、视物不清等情况出现。

莴笋

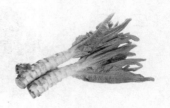

■ 性味归经

性凉，味甘、苦。归胃、小肠经。

■ 食疗功效

莴笋含有的维生素E可增强眼睛的抗氧化能力，延缓眼部衰老。其含有的维生素B_2可滋养眼睛，避免眼睛因营养不足而出现红血丝。同时，莴笋还有增进食欲、刺激消化液分泌、促进胃肠蠕动等功能，因眼疾而胃口不佳的孩子可以适量食用。

紫甘蓝

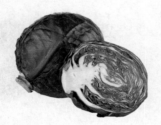

■ 性味归经

性平，味甘。归脾、胃经。

■ 食疗功效

紫甘蓝含有的花青素和维生素C是常见的抗氧化物质，可以抵抗自由基对晶状体细胞的氧化伤害，帮助眼球恢复弹性，从而保护视力。此外，紫甘蓝富含的钙还有助于调节眼肌的活动和恢复能力，预防近视，尤其适宜儿童、青少年及用眼过度者食用。

上海青

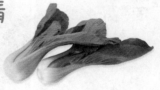

■ 性味归经

性温，味辛。归肝、肺、脾经。

■ 食疗功效

上海青含有蛋白质、糖类、B族维生素、维生素C、烟酸、胡萝卜素、钙、磷、铁等丰富的营养成分，经常食用不仅有助于强身健体，而且对眼睛的保养也有很好的效果。另外，上海青富含膳食纤维，对改善小儿便秘也有很好的食疗作用。

128

生菜
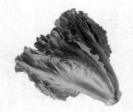

■ 性味归经
性凉，味甘。归小肠、胃经。
■ 食疗功效
生菜含有糖类、蛋白质、膳食纤维、莴苣素和丰富的矿物质，具有清热安神、清肝利胆、明耳目的功效。生菜还含有维生素A、维生素C、维生素E、胡萝卜素等，这些都是对眼睛有益的营养成分。常食生菜，有助于保护眼睛，缓解眼疲劳，维持正常的视力。

菠菜
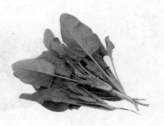

■ 性味归经
性凉，味甘。归大肠、胃经。
■ 食疗功效
菠菜富含蛋白质、维生素A、维生素C、维生素D、胡萝卜素、钙等对眼睛有益的营养成分，不仅有助于维护正常视力，还能促进人体新陈代谢，增进身体健康，对儿童生长发育有益。但是菠菜中草酸含量较高，一次不宜食用过多，烹饪前可先用开水焯一下。

茼蒿
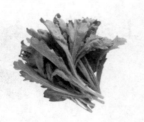

■ 性味归经
性平，味甘、辛。归肝、肾经。
■ 食疗功效
茼蒿的茎、叶都可食用，含有丰富的营养，有"天然保健品，植物营养素"之美称。且其纤维细嫩，容易消化吸收，对儿童成长发育和视力保护都有好处。茼蒿的维生素A、维生素C、胡萝卜素和矿物质含量较高，有助于补肝明目、改善视力，缓解眼睛疲劳。

西蓝花
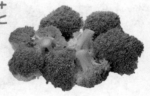

■ 性味归经
性凉，味甘。归肾、脾、胃经。
■ 食疗功效
西蓝花的营养价值很高，主要含蛋白质、维生素C、胡萝卜素和矿物质等营养成分，且其矿物质成分比较全面，钙、磷、铁、钾、锌、锰等含量都很丰富。常食西蓝花能提高人体免疫功能，有利于人的生长发育，而且可以明目活血，保护眼角膜润泽不干燥。

芥蓝

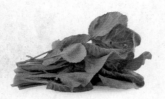

■ **性味归经**

性平，味甘。归肝、胃经。

■ **食疗功效**

芥蓝含有大量的胡萝卜素，能在体内转化为维生素A，并在视网膜上与视蛋白结合形成视紫红质，增加眼角膜的光洁度，保持眼睛明亮有神，缩短暗适应时间，预防夜盲症。此外，芥蓝中的维生素C含量较高，可增强眼部的抗氧化能力，滋养眼睛，预防眼部疾病。

黄豆芽

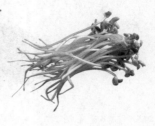

■ **性味归经**

性凉，味甘。归脾、大肠经。

■ **食疗功效**

黄豆芽中含有较多的蛋白质、维生素C、胡萝卜素和钙、磷、铁等矿物质，具有清热明目、补气养血等功效，对眼部神经萎缩还有食疗作用。黄豆芽中含有的维生素B_2，可促进机体的新陈代谢，有助于眼部细胞的再生，能减轻眼睛疲劳，维持正常的视觉功能。

豌豆苗

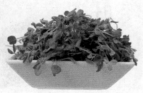

■ **性味归经**

性平，味甘。归脾、胃经。

■ **食疗功效**

豌豆苗中含有维生素C，参与机体氨基酸代谢和神经递质的合成，能增强眼睛组织的抗氧化功能，对干眼症及眼疲劳有一定的疗效。此外，豌豆苗中含有大量的胡萝卜素、叶黄素，能帮助眼睛发育，促进视网膜上的视紫质再生，调节眼睛适应暗光的能力。

香菇

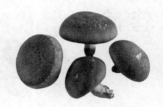

■ **性味归经**

性平，味甘。归肾、胃、肝经。

■ **食疗功效**

香菇中含有丰富的硒元素，硒元素可以清除眼睛内的过氧化物、自由基，使眼细胞免受其损害。同时，支配眼球活动的肌肉的收缩、瞳孔的扩大和缩小、眼辨色力的正常均需要硒的参与，因而适量食用香菇，对维持儿童的眼部健康、预防近视十分有利。

紫菜

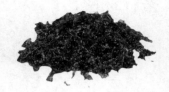

■ 性味归经

性寒，味甘、咸。归肺、肝、胃、肾经。

■ 食疗功效

紫菜含有丰富的微量元素，有利于保护肝脏，从而养护眼睛。另外，紫菜中的钙含量很高，可消除用眼过度所致的眼部肌肉僵硬、弹性下降的症状，增强眼球转动的灵活性，维持正常视力，预防视力下降；丰富的钙元素还能使儿童的骨骼、牙齿得到保健。

海带

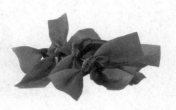

■ 性味归经

性寒，味咸。归肝、胃、肾经。

■ 食疗功效

海带中富含钙、镁，可调节眼周肌肉的灵活性，帮助增强眼部肌肉弹性，有助于预防近视，特别适合处在眼睛发育期的儿童食用。海带中还含有大量的甘露醇，甘露醇具有利尿消肿的作用，可减轻眼内压力，对治疗儿童急性青光眼有一定的辅助作用。

猪瘦肉

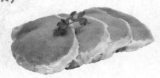

■ 性味归经

性平，味甘、咸。归脾、胃、肾经。

■ 食疗功效

猪瘦肉含蛋白质较多，可促进眼部组织的修补、更新，为眼睛提供充足的营养物质。另外，猪瘦肉中含有较多的铬，可以使眼睛的渗透压保持平衡，有助于预防弱视、近视。猪瘦肉还含有丰富的脂肪酸，能改善缺铁性贫血，十分适合贫血的儿童食用。

猪肝

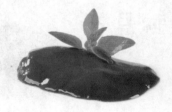

■ 性味归经

性温，味甘、苦。归肝经。

■ 食疗功效

猪肝中含有维生素C和微量元素硒，能增强人体的免疫力，有抗氧化的作用，可预防眼部因用眼过度和遭受辐射而引起的衰老。此外，猪肝中含有大量的维生素A，经常食用可预防眼睛干涩、疲劳。适量食用猪肝还有助于改善贫血，并帮助去除机体中的一些有毒成分。

鸡肉

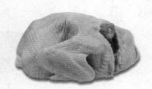

■ **性味归经**
性温，味甘。归脾、胃、肝经。

■ **食疗功效**
鸡肉含有大量优质蛋白质、维生素A，能够为眼睛提供充足的营养，有助于缓解眼睛疲劳，维护正常视力，对预防夜盲症也极为有利。另外，鸡肉中含有的锌，能促进维生素A的吸收，同时，锌也是视力形成所必需的营养素，有助于预防视力下降。

鸡肝

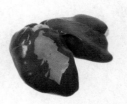

■ **性味归经**
性微温，味甘。归肝、肾经。

■ **食疗功效**
鸡肝中含有丰富的B族维生素，可滋养眼部，维持眼部健康。另外，鸡肝中的维生素A含量丰富，维生素A具有保护眼睛，维持正常视力，防止眼睛干涩、疲劳的作用。有肝虚目暗、视力下降、夜盲症、小儿疳眼等眼部不适症状的人可适量食用鸡肝。

鸡蛋

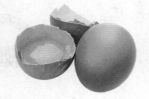

■ **性味归经**
性平，味甘。归脾、胃、肺经。

■ **食疗功效**
鸡蛋的蛋白质、维生素A和硒含量比较高，对眼睛有极好的保护作用。鸡蛋还含有维生素E，维生素E能促进机体对维生素A的吸收，还具有抗氧化作用，可抑制眼睛晶状体内的过氧化脂反应，使末梢血管扩张，改善血液循环，缓解眼部疲劳，预防近视。

鸭蛋

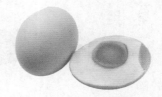

■ **性味归经**
性凉，味甘、咸。归肺、胃经。

■ **食疗功效**
鸭蛋中的维生素A、B族维生素和硒含量均比较高，这些营养成分对延缓眼部衰老、养护眼睛极为重要，适量食用鸭蛋对预防干眼症、夜盲症有很好的效果。此外，鸭蛋还具有清热润肺的功效，对肺热咳嗽、咽喉疼痛等症也有一定的食疗作用。

鲤鱼

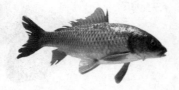

■ **性味归经**

性平，味甘。归脾、肾、胃、胆经。

■ **食疗功效**

鲤鱼含有高质量的蛋白质及人体必需的氨基酸、矿物质、维生素A、维生素D等营养成分，有健脾益肾、止咳平喘、悦颜明目的功效，适量食用对保护视力有利。而且鲤鱼含有不饱和脂肪酸，能健脑益智、促进身体发育，特别适合处于生长期的儿童食用。

黄鱼

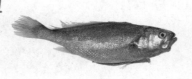

■ **性味归经**

性平，味甘。归肝、肾、胃经。

■ **食疗功效**

黄鱼中微量元素锌的含量丰富，锌具有促进生长发育、保护皮肤、维持免疫功能、维护视力正常的功能。另外，黄鱼还含有蛋白质、脂肪、维生素和其他微量元素，具有开胃益气、调中止痢、明目安神的功效，对儿童来说，食用黄鱼会有很好的保护视力的效果。

草鱼

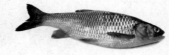

■ **性味归经**

性温，味甘。归肝、胃经。

■ **食疗功效**

草鱼富含蛋白质、脂肪、B族维生素、维生素E、钙、磷、铁、锌等营养成分，有暖胃和中、平肝祛风、益眼明目的功效。草鱼中的维生素E对治疗某些眼病，如白内障、视神经萎缩等症也有一定的辅助作用。适量食用草鱼还可增强体质、促进生长发育。

鳝鱼

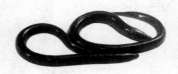

■ **性味归经**

性温，味甘。归肝、脾、肾经。

■ **食疗功效**

鳝鱼含有丰富的维生素A，能促进皮膜的新陈代谢，护肝明目，对增进视力和预防夜盲症有食疗作用。鳝鱼中还含有丰富的卵磷脂，可以充分保护肝细胞，促进肝细胞的活化和再生，增强肝功能，从而养护眼睛。此外，卵磷脂还有增强记忆力、健脑益智的功效。

三文鱼

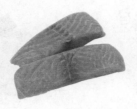

■ **性味归经**

性温，味甘。归胃经。

■ **食疗功效**

三文鱼中所含的ω-3脂肪酸是脑部、视网膜和人体神经系统所必不可少的营养物质，有健脑益智的作用，可以有效防治神经系统病变和眼部病变。三文鱼中还富含钙元素和维生素D，维生素D能促进机体对钙的吸收利用，有助于生长发育。

牡蛎

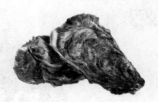

■ **性味归经**

性微寒，味咸。归肝、肾经。

■ **食疗功效**

牡蛎富含多种营养成分，高蛋白、低脂肪，有宁心安神、益智健脑等功效。此外，牡蛎中的牛磺酸含量高，牛磺酸对眼睛有保护作用，同时还能增强机体免疫力和抗疲劳。牡蛎还富含维生素D和钙，可强化骨骼及牙齿，有助于发育期的儿童成长。

虾

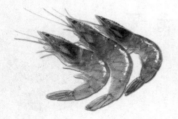

■ **性味归经**

性温，味甘、咸。归脾、肾、肝经。

■ **食疗功效**

虾中含有一种名为虾青素的类胡萝卜素，虾青素具有很强的抗氧化作用，对大脑、中枢神经系统及双眼都可起到保护作用，具有缓解眼疲劳、提高视觉灵敏度的功能。此外，虾富含钙，能增强巩膜的韧性，维持眼球壁的弹力，防止近视的发生与发展。

桑葚

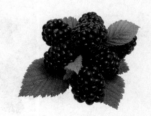

■ **性味归经**

性寒，味甘、酸。归心、肝、肾经。

■ **食疗功效**

桑葚含有丰富的蛋白质和维生素，具有补肝、益肾、明目等功效，还能增强免疫力、促进新陈代谢。桑葚的花青素含量十分丰富，这种营养成分是一种强抗氧化剂，可抵抗自由基对晶状体细胞的氧化伤害，可缓解眼睛疲劳、干涩的症状，还能预防白内障的发生。

樱桃

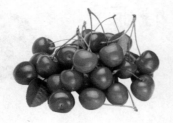

■ 性味归经

性温，味甘。归脾、胃、肾经。

■ 食疗功效

樱桃含有丰富的维生素 A 和维生素 C，可缓解长时间使用电脑后常见的眼痛、视力下降、畏光等症状。另外，樱桃的铁含量十分丰富，常食樱桃可补充体内对铁元素的需求，促进血红蛋白再生，既可防治缺铁性贫血，又可增强体质，健脑益智。

橙子

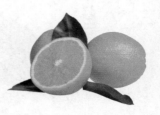

■ 性味归经

性凉，味甘、酸。归肺、脾、胃、心经。

■ 食疗功效

橙子除了富含有助于增进眼部健康的维生素 C 外，还含有较多的维生素 P，维生素 P 能起到保护血管的作用，可预防视网膜出血，保护眼睛健康。另外，橙子含有的叶黄素，是帮助眼睛发育的关键营养元素，可预防和调理多种眼疾，如黄斑病变、视神经萎缩等病症。

番石榴

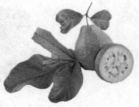

■ 性味归经

性平，味甘、涩。归肺、肾、大肠经。

■ 食疗功效

番石榴含有丰富的营养成分，包括蛋白质、维生素、胡萝卜素以及微量元素钙、磷、铁、钾等，其中蛋白质和维生素 C 的含量尤其高，可为眼睛补充所需的营养，改善眼部功能，防治夜盲症等眼疾。番石榴籽独有的多酚类物质，还可促进视觉灵敏度的提高。

香蕉

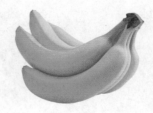

■ 性味归经

性寒，味甘。归脾、胃、大肠经。

■ 食疗功效

香蕉含有丰富的蛋白质、膳食纤维、维生素 A、维生素 B_2、维生素 C 等营养成分，具有润肠通便、助消化、促进人体正常生长和发育的作用。香蕉还含有相当多的钾元素，钾可帮助人体排出多余的盐分，达到钾钠平衡，有助于缓解眼睛的干涩、疲劳等不适症状。

柠檬

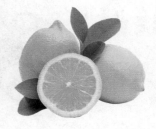

■ 性味归经

性平，味甘、酸。归肝、胃经。

■ 食疗功效

柠檬中含有钙、磷、铁及维生素 B_1、维生素 B_2、维生素 C 等多种营养成分，此外，还含有丰富的对眼睛有益的有机酸。而且鲜柠檬中维生素 C 含量极高，可以减弱光线与氧气对晶状体的损害，防止视力下降，预防白内障，还可以增强人体的免疫功能。

蓝莓

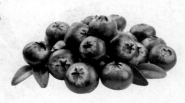

■ 性味归经

性平，味甘、酸。归心、大肠经。

■ 食疗功效

蓝莓中的花青素对维持眼睛健康十分有益，它有促进视紫质再生的作用，而视紫质正是良好视力不可或缺的东西。花青素还是一种天然的抗氧化剂，有助于缓解眼疲劳、视力模糊、畏光、干眼等症状。所以说蓝莓是保障眼睛健康的佳品。

草莓

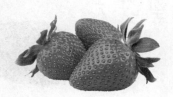

■ 性味归经

性凉，味甘、酸。归肺、脾经。

■ 食疗功效

草莓中含有丰富的胡萝卜素和维生素 A，有助于防治维生素 A 缺乏引起的夜盲症。此外，草莓中的维生素 C 含量非常高，维生素 C 可为眼睛补充必需的营养素，有助于防止眼睛干涩、视力下降等，使双眼保持明亮。而且草莓色泽鲜艳，口感酸甜，儿童也易于接受。

葡萄

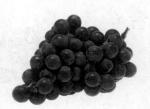

■ 性味归经

性平，味甘、酸。归肺、脾、肾经。

■ 食疗功效

葡萄含有蛋白质、B 族维生素、维生素 C、胡萝卜素、柠檬酸、苹果酸、铁、钙等多种对眼睛有益的营养成分。此外，葡萄籽中含有一种叫作原花青素的物质，能使视网膜结构得到较好的营养，可有效缓解眼部肌肉紧张、疲劳，儿童适量食用有助于眼部健康。

枇杷

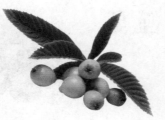

■ **性味归经**

性平，味甘、酸。归肺、胃经。

■ **食疗功效**

枇杷不仅味道好，营养也相当丰富，其含有非常丰富的维生素 B_1 和维生素 C，能减弱紫外线及辐射对眼睛的损害，具有很好的护眼功效。并且，枇杷的胡萝卜素含量特别丰富，胡萝卜素能经人体转化成维生素 A，有助于防治夜盲症。因此枇杷有改善视力的作用。

榛子

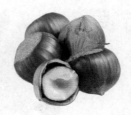

■ **性味归经**

性平，味甘。归脾、胃经。

■ **食疗功效**

榛子果仁中含有蛋白质、胡萝卜素、维生素 B_1、维生素 B_2、维生素 E、钙等对眼睛有益的营养成分，并且榛子本身富含油脂，能使脂溶性维生素更易为人体所吸收，常食对养护眼睛很有好处，对治疗白内障、视神经萎缩、角膜炎等眼部病症有一定的辅助作用。

杏仁

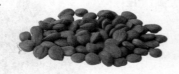

■ **性味归经**

性微温，味苦。归肺、大肠经。

■ **食疗功效**

杏仁的钙含量丰富，钙对眼睛是很有好处的，可以改善眼肌调节能力和恢复能力，预防近视的发生。杏仁还含有较多的维生素 B_2，可以缓解眼睛畏光、流泪、发痒、视力模糊或疲劳等症状。杏仁中所含的维生素 A 和胡萝卜素对视力也有改善作用。

黑芝麻

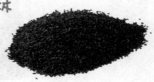

■ **性味归经**

性平，味甘。归肝、肾、大肠经。

■ **食疗功效**

黑芝麻不仅富含易被人体吸收利用的蛋白质，还含有丰富的维生素 A、维生素 D、维生素 E、B 族维生素以及钙、锌等营养成分，这些都是维护眼睛功能正常的必需物质。

枸杞

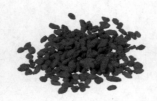

■ **性味归经**

性平，味甘。归肝、肾经。

■ **食疗功效**

枸杞俗称"明眼子"，含有丰富的β-胡萝卜素、维生素A、维生素B$_1$、维生素B$_2$、维生素C和钙等眼睛保健的必需营养素，不仅可明目，还有补气强精、滋补肝肾等功效。除此之外，枸杞还能提高人体的免疫功能，帮助抵御病邪的侵害。

决明子

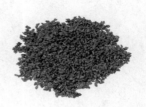

■ **性味归经**

性微寒，味甘、苦、咸。归肝、肾、大肠经。

■ **食疗功效**

决明子具有十分显著的明目功效，是日常养眼、护眼的良药，还可用于治疗青光眼、白内障、结膜炎、视神经萎缩等眼疾，改善视网膜的供血、消除眼疲劳、防治近视等。需要注意的是，决明子不宜长期服用，否则可引起肠道病变或引起难治性便秘。

菊花

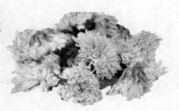

■ **性味归经**

性微寒，味甘、苦。归肺、肝经。

■ **食疗功效**

菊花中含有挥发油、菊苷、腺嘌呤、氨基酸、胆碱、水苏碱、黄酮类、菊色素、维生素、微量元素等，这些营养成分对于人体健康有益。菊花有散风清热、清肝明目和解毒消炎等作用，对缓解眼睛疲劳、浮肿疼痛、视力模糊有很好的疗效。

牛奶

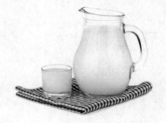

■ **性味归经**

性平，味甘。归肝、心、胃经。

■ **食疗功效**

牛奶营养丰富，且易于被人体消化吸收利用，食用方便。它富含蛋白质、脂肪、糖类、维生素A、维生素D、卵磷脂、钙等营养成分，不仅有利于眼睛健康，而且具有促进大脑发育和益智的作用，对补充身体营养也大有好处。

三 护眼食疗方，轻松击退各类眼疾

由于各种原因，近年来越来越多的儿童受到近视、弱视、干眼症等眼疾的困扰。合理的饮食调养可以有效帮助患有眼疾的孩子尽快摆脱疾病困扰，重拾眼睛健康。

1. 近视

近视是儿童比较常见的一种眼部疾病，近视的发生除了受遗传、不良用眼习惯等因素的影响，与饮食也有密切的关系，家长可掌握正确的饮食原则以预防孩子近视。

饮食原则

◆维生素A对保护眼睛极为重要，可以让孩子多吃一些富含维生素A和类胡萝卜素的食物，如动物的肝脏、蛋类、奶制品以及胡萝卜、西红柿等。

◆近视的形成也与铬和钙的缺乏有关，可让孩子多食牛奶、鱼虾及富含维生素D的食物补充钙，多食谷物、乳酪及蛋黄等补充铬；少吃甜食、烧烤食物，以免影响铬和钙的吸收。

◆咀嚼能促使面部肌肉运动，促进孩子的视力发育，因此应该让孩子经常吃一些有硬度、耐咀嚼的食物，如水果、甘蓝、胡萝卜、干果等。

菠菜水

● 原料

菠菜 60 克

● 做法

1 将洗净的菠菜切去根部，再切成长段，备用。

2 砂锅中注入适量清水烧开，放入切好的菠菜，拌匀。

3 盖上盖，烧开后用小火煮约 5 分钟至其营养成分析出。

4 揭盖，关火后盛出汁水，装入杯中即可。

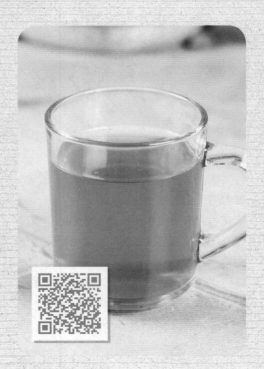

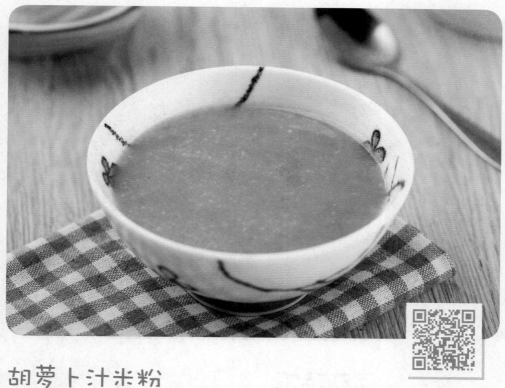

胡萝卜汁米粉

● **原料**
胡萝卜135克，米碎60克

● **调料**
盐少许

🍲 **小贴士**

胡萝卜含有的胡萝卜素可保护眼睛、促进生长发育，有益于孩子的身体健康。

● **做法**

1 将去皮洗净的胡萝卜切开，再切成细条形，改切成末。

2 锅中注水烧开，倒入切好的胡萝卜，焯2分钟，捞出沥干，待用。

3 取榨汁机，选择搅拌刀座组合，倒入适量清水。

4 放入焯过的胡萝卜，盖上盖子，通电后选择"搅拌"功能，制成汁水。

5 断电后倒出搅拌好的胡萝卜汁，备用。

6 汤锅置于火上，倒入胡萝卜汁，盖上锅盖，用小火煮约2分钟。

7 取下盖子，倒入米碎，搅拌匀，使其浸入汁水中，调入盐，搅拌几下。

8 用小火续煮至食材呈米糊状，关火后盛出，装在碗中即成。

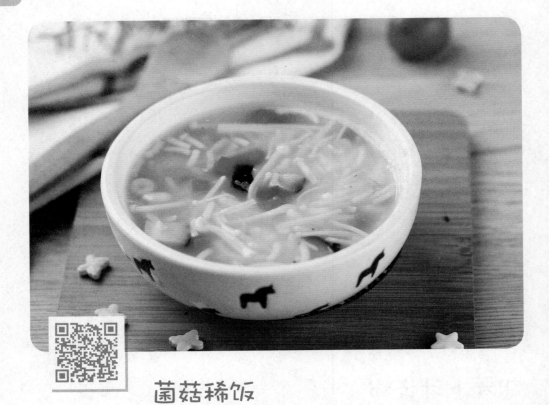

菌菇稀饭

● **原料**

金针菇 70 克，胡萝卜 35 克，香菇 15 克，绿豆芽 25 克，软饭 180 克

● **调料**

盐少许

● **做法**

1 将洗净的绿豆芽切粒；洗好的金针菇切去根部，切成段。

2 洗好的香菇切丁，洗净的胡萝卜切丁。

3 锅中倒入适量清水，放入香菇、胡萝卜、金针菇，加盖，用大火煮沸。

4 揭盖，调成小火，倒入软饭，搅散，再盖上盖，煮 20 分钟。

5 揭开盖，倒入绿豆芽，搅拌片刻，放入少许盐，继续搅拌至入味。

6 起锅，将做好的稀饭盛出，装入碗中即可。

小贴士

绿豆芽含有多种营养成分，具有清热解毒、补钙、补锌、健脑、护眼等作用。

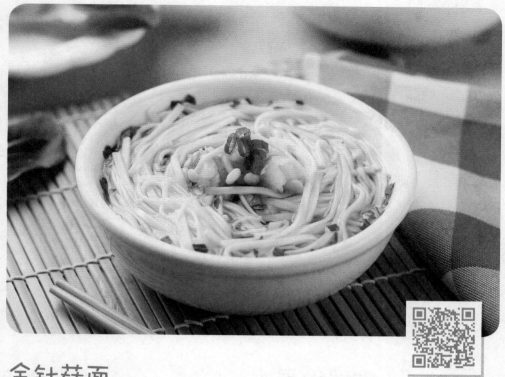

金针菇面

● **原料**

金针菇 40 克，上海青 70 克，
虾仁 50 克，面条 100 克

● **调料**

盐 2 克，鸡汁、生抽、食用油
各适量，葱花少许

● **做法**

1. 把洗净的金针菇切去根部，切段；洗好的上海青切成粒。
2. 用牙签挑去虾线，把虾仁切成粒；面条切成段。
3. 汤锅注水烧开，放入适量鸡汁、盐、生抽，拌匀。
4. 放入面条、食用油，煮约 2 分钟至面条熟透。
5. 放入金针菇、虾仁，拌匀煮沸。
6. 放入上海青，用大火烧开，撒入少许葱花，搅拌匀。
7. 把煮好的面条盛出，装入碗中即可。

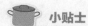 **小贴士**

上海青含有能促进眼睛视紫质
合成的物质，能明目，还能清
热解毒、润肠通便。

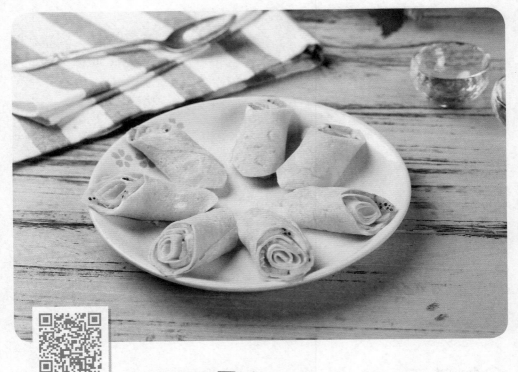

猕猴桃蛋饼

● **原料**

猕猴桃 50 克，鸡蛋 1 个，牛奶 50 毫升

● **调料**

白糖 7 克，生粉 15 克，水淀粉、食用油各适量

● **做法**

1 将去皮洗净的猕猴桃切开，再切成片。

2 把牛奶倒入容器中，放入猕猴桃，拌成果汁，待用。

3 鸡蛋打入碗中，加入白糖，搅拌几下。

4 倒入少许水淀粉，搅拌至白糖溶化，再撒上生粉，制成鸡蛋糊，备用。

5 煎锅中注油烧热，倒入鸡蛋糊，摊开，压平，制成圆饼，用小火煎出香味。

6 翻转鸡蛋饼，煎至两面熟透。

7 关火后盛出鸡蛋饼，放在案板上。

8 待微微冷却后倒入水果汁，卷起鸡蛋饼呈圆筒形，切段，摆放在盘中即成。

小贴士

鸡蛋和牛奶都含有一定的维生素A，对保护眼睛极为重要，能有效预防孩子近视。

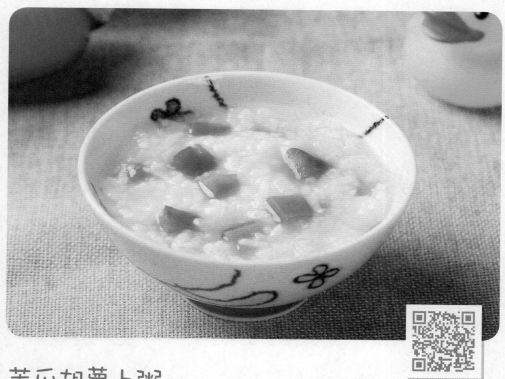

苦瓜胡萝卜粥

● **原料**

水发大米 140 克，苦瓜 45 克，
胡萝卜 60 克

● **做法**

1 洗净去皮的胡萝卜切片，再切条，改切成粒。
2 洗好的苦瓜切开，去瓜瓤，再切条形，改切成丁，
   备用。
3 砂锅中注入适量清水烧开，倒入备好的大米、苦瓜、
   胡萝卜，搅拌均匀。
4 盖上盖，烧开后用小火煮约 40 分钟至食材熟软。
5 揭开锅盖，搅拌一会儿。
6 关火后盛出煮好的粥即可。

 小贴士

胡萝卜含有的营养物质对保护
眼睛极为重要，搭配苦瓜煮
粥，营养更易吸收。

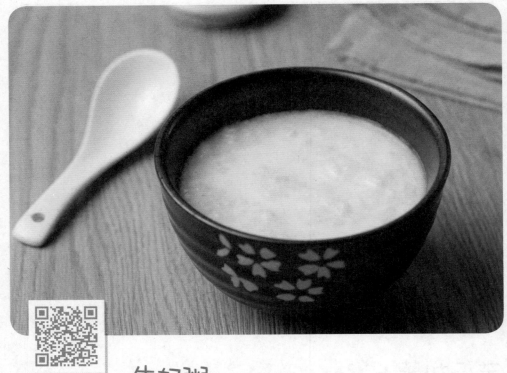

牛奶粥

● **原料**

牛奶 400 毫升，水发大米 250 克

● **做法**

1　砂锅中注入适量的清水，大火烧热。

2　倒入牛奶、大米，搅拌均匀。

3　盖上锅盖，大火烧开后转小火煮 30 分钟至熟软。

4　掀开锅盖，持续搅拌片刻。

5　将粥盛出，装入碗中即可。

 小贴士

牛奶有补充钙质、增强免疫力、
开发智力等功效，还可以有效
预防小儿近视。

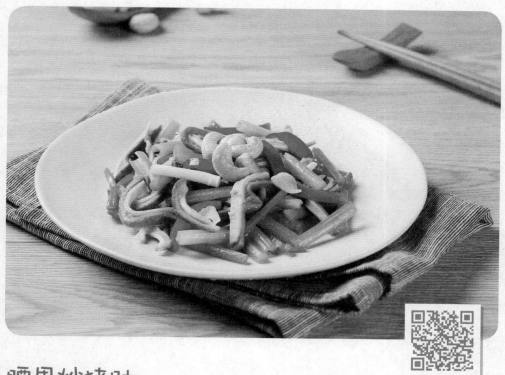

腰果炒猪肚

● **原料**

熟猪肚丝 200 克，熟腰果 150 克，芹菜 70 克，红椒 60 克

● **调料**

盐 2 克，鸡粉 3 克，芝麻油、料酒各 5 毫升，水淀粉、食用油各适量，蒜片、葱段各少许

● **做法**

1. 洗净的芹菜切成小段；洗好的红椒切开，去籽，切成条。
2. 用油起锅，倒入蒜片、葱段，爆香，放入猪肚丝，炒匀。
3. 淋入料酒，炒匀，注入适量清水，加入红椒丝、芹菜段。
4. 加入盐、鸡粉、水淀粉、芝麻油，翻炒至食材完全入味。
5. 关火后盛出炒好的菜肴，装入盘中，加入熟腰果即可。

小贴士

腰果和猪肚都是有硬度、耐咀嚼的食物，孩子吃本菜能促使面部肌肉运动，进而促进视力发育。

2 斜视

患有斜视的孩子，斜视眼的一侧"眼白多"，不仅影响美观，也容易给孩子造成心理阴影。家长平时要注意观察孩子的眼睛状况，一旦有斜视的征兆应及时就医。因为斜视矫正的时间越晚，双眼视觉恢复得越差。

饮食原则

◆要培养孩子不偏食、不挑食的饮食习惯，保证孩子的膳食营养全面、搭配合理，以促进眼睛的正常发育，减少斜视眼的发生。

◆维生素A、B族维生素、钙、铬、锌等营养成分对保护眼睛十分重要，家长平时可以让孩子多吃动物肝脏、新鲜蔬果、鱼虾、杂粮等食物。

◆让孩子少吃甜食、烧烤食物，这些食物吃多了容易使身体缺乏维生素B_1、铬和钙等营养成分，这对预防斜视十分不利。

鸡肝糊

● 原料
鸡肝150克，
鸡汤85毫升

● 调料
盐少许

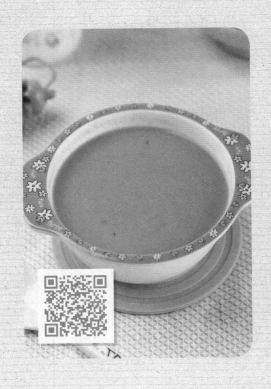

● 做法

1 将洗净的鸡肝装入盘中，放入烧开的蒸锅中。

2 盖上盖，用中火蒸15分钟至鸡肝熟透。

3 揭开锅盖，把蒸熟的鸡肝取出，放凉待用。

4 用刀将鸡肝压烂，剁成泥状。

5 把鸡汤倒入汤锅中，煮沸。

6 调成中火，倒入鸡肝，用勺子拌煮1分钟呈泥状。

7 加入少许盐，用勺子继续搅拌均匀，至其入味。

8 关火，将煮好的鸡肝糊倒入碗中即可。

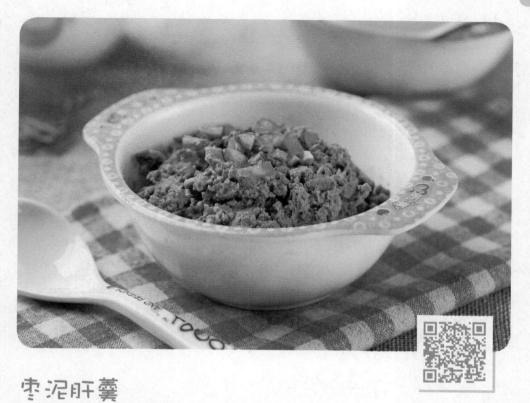

枣泥肝羹

● **原料**

西红柿 55 克，红枣 25 克，猪肝 120 克

● **调料**

盐 2 克，食用油适量

● **做法**

1 锅中注水烧开，放入西红柿烫一会儿，捞出，放凉待用。

2 将放凉的西红柿剥去表皮，切小瓣，改切成小块。

3 红枣切开，去核，剁碎；处理好的猪肝切成小块。

4 取榨汁机，选择绞肉刀座组合，倒入切好的猪肝，盖上盖。

5 选择"绞肉"功能，搅成泥，断电后取出，装入蒸碗中。

6 倒入西红柿、红枣，加入少许盐、食用油，腌至入味，备用。

7 蒸锅上火烧开，放入蒸碗，盖上锅盖，用中火蒸约 15 分钟至熟。

8 揭开锅盖，取出蒸碗，待稍微凉后放入碗中即可。

小贴士

猪肝含有维生素 A、维生素 B_2、钙、磷、铁、锌等营养成分，具有补肝、明目、养血、增强免疫力等功效。

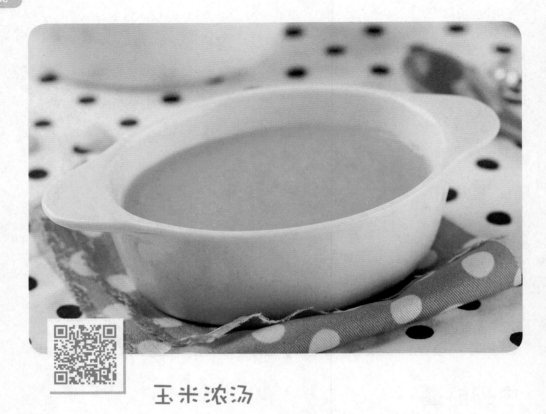

玉米浓汤

● **原料**

鲜玉米粒 100 克，配方牛奶 150 毫升

● **调料**

盐少许

● **做法**

1 取来榨汁机，选用搅拌刀座及其配套组合，倒入洗净的玉米粒。

2 加入少许清水，盖上盖子。

3 通电后选择"搅拌"功能，榨成玉米汁，断电后倒出，待用。

4 汤锅上火烧热，倒入玉米汁，慢慢搅拌几下。

5 用小火煮至汁液沸腾。

6 倒入配方牛奶，搅拌匀，续煮片刻至沸。

7 加入盐，拌匀调味。

8 关火后盛出煮好的浓汤，放在小碗中即成。

 小贴士

牛奶含有丰富的钙，幼儿饮用牛奶，可以补充生长发育所需的钙，能强壮骨骼、保护视力。

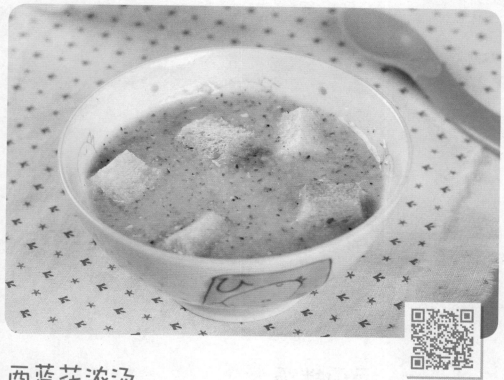

西蓝花浓汤

● **原料**
土豆 90 克，西蓝花 55 克，面包 45 克，奶酪 40 克

● **调料**
盐少许，食用油适量

 小贴士

西蓝花含有丰富的维生素，能促进孩子视力的正常发育，预防斜视眼的发生。

● **做法**

1 锅中注水烧开，放入洗净的西蓝花，焯 1 分钟，捞出沥干，放在盘中。

2 把面包切成丁；去皮洗净的土豆切丁；西蓝花切碎；奶酪压扁，制成奶酪泥。

3 炒锅中注入适量食用油，烧至三成热，倒入切好的面包，用中小火炸片刻，待面包呈微黄色捞出，沥干油待用。

4 锅底留油，倒入土豆丁，炒匀，注水，加盖，用小火煮约 5 分钟。

5 取下盖子，加入盐，拌匀调味，关火后盛出煮好的土豆，放在碗中。

6 碗中倒入西蓝花、奶酪泥，混合均匀，待用。

7 取榨汁机，选搅拌刀座组合，倒入碗中的食材，加盖，搅拌成浓汤。

8 断电后把浓汤倒入碗中，撒上炸好的面包即成。

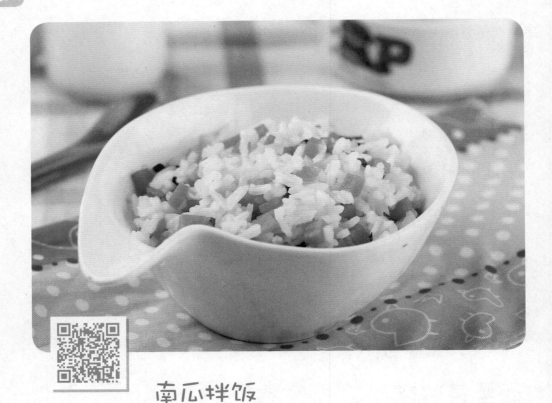

南瓜拌饭

● **原料**

南瓜 90 克，芥菜 60 克，水发大米 150 克

● **调料**

盐少许

● **做法**

1 把去皮洗净的南瓜切成粒，洗好的芥菜切粒。
2 将大米倒入碗中，加入适量清水。
3 把切好的南瓜放入碗中，备用。
4 分别将装有大米、南瓜的碗放入烧开的蒸锅中。
5 盖上盖，用中火蒸 20 分钟至食材熟透。
6 揭盖，把蒸好的大米和南瓜取出待用。
7 汤锅中注水烧开，放入芥菜，煮沸。
8 放入蒸好的大米、南瓜，拌匀，加盐调味，盛出即可。

 小贴士

南瓜含有丰富的锌，能参与人体内核酸、蛋白质的合成，是促进视力正常发育的重要物质。

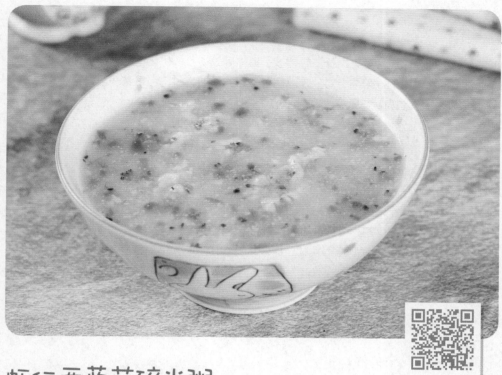

虾仁西蓝花碎米粥

● **原料**
虾仁 40 克，西蓝花 70 克，胡萝卜 45 克，大米 65 克

● **调料**
盐少许

 小贴士

孩子常吃西蓝花，可促进生长，维持牙齿及骨骼的健康，保护视力，提高记忆力。

● **做法**

1 将去皮洗净的胡萝卜切片；用牙签将虾线挑去，剁成虾泥。

2 锅中注水烧开，放入胡萝卜，煮 1 分钟，下入洗净的西蓝花，拌煮半分钟至断生。

3 捞出胡萝卜和西蓝花，沥干水分，装入盘中，备用。

4 把西蓝花剁成末，胡萝卜剁成末。

5 取榨汁机，选择干磨刀座组合，将大米放入杯中，拧紧杯子与刀座。

6 套在榨汁机上，拧紧，选择"干磨"功能，将大米磨成米碎，装碗待用。

7 汤锅中注水烧热，倒入米碎，用勺子持续搅拌 1 分钟，煮成米糊。

8 加入虾泥、胡萝卜、西蓝花，拌匀，加盐，调味，盛出即可。

3 弱视

在孩子的视觉发育期，家长注意给孩子提供健康饮食、优化营养结构，让孩子从小养成不挑食、不偏食的好习惯，对预防弱视有一定的帮助。对已经患有弱视的孩子来说，除了针对性的治疗，饮食调理也很重要。

饮食原则

◆维生素 B_2 对视觉发育有重要作用，可以让孩子多吃蛋、奶、绿叶蔬菜、水果、瘦肉、谷类等食物，以保证维生素 B_2 的摄入量，增强视力、缓解眼疲劳。

◆保护视力离不开维生素 A 和锌，家长可根据孩子的营养状况，给孩子吃一些动物肝脏、蛋类、鱼卵、谷物等食物，维护正常的视力功能。

◆避免吃甜腻、辛辣刺激的食物，这些食物容易影响人体对营养物质的吸收，不利于视觉的发育，也不利于已患弱视的孩子视力的恢复。

南瓜泥

● 原料
南瓜 200 克

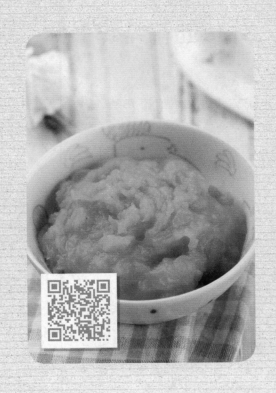

● 做法

1 洗净去皮的南瓜切成片，取出蒸碗，放入南瓜片，备用。

2 蒸锅上火烧开，放入蒸碗。

3 盖上盖，烧开后用中火蒸 15 分钟至熟。

4 揭盖，取出蒸碗，放凉待用。

5 取一个大碗，倒入蒸好的南瓜，压成泥。

6 另取一个小碗，盛入做好的南瓜泥即可。

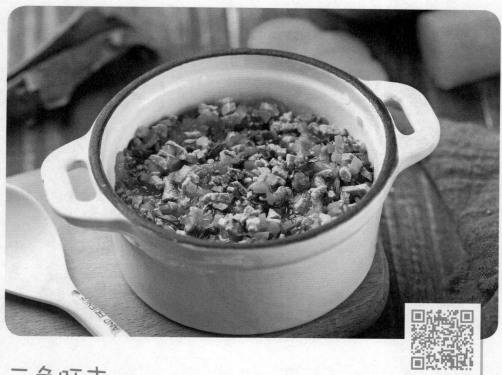

三色肝末

● **原料**

猪肝 100 克，胡萝卜 60 克，西红柿 45 克，洋葱 30 克，菠菜 35 克

● **调料**

盐、食用油各少许

● **做法**

1 洗好的洋葱剁碎；洗净去皮的胡萝卜切成粒；西红柿、菠菜、猪肝剁碎，备用。

2 锅中注入适量清水烧开，加入少许食用油、盐。

3 倒入切好的胡萝卜、洋葱、西红柿，搅拌均匀。

4 放入切好的猪肝，搅拌均匀至其熟透。

5 撒上菠菜，搅匀，用大火略煮至熟。

6 关火后盛出煮好的食材，装入碗中即可。

 小贴士

保护视力离不开维生素A和锌，给孩子吃猪肝，有助于维护正常的视觉功能。

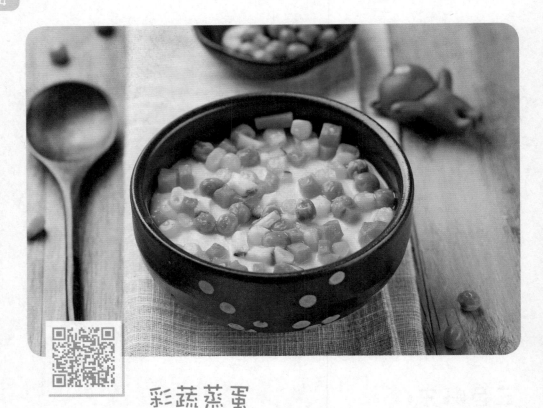

彩蔬蒸蛋

● 原料

鸡蛋2个，玉米粒45克，豌豆25克，胡萝卜30克，香菇15克

● 调料

盐、鸡粉各3克，食用油少许

● 做法

1 洗净的香菇切丁，洗好的胡萝卜切成丁。

2 锅中注水烧开，加入盐、食用油，倒入胡萝卜、香菇，煮半分钟。

3 放入洗好的玉米粒、豌豆，拌匀，煮至食材断生，捞出沥干，待用。

4 取一个大碗，打入鸡蛋，加入少许盐、鸡粉。

5 边搅拌边倒入清水，至鸡蛋混合均匀，倒入蒸盘，待用。

6 将焯过水的材料装入碗中，加入盐、鸡粉、食用油，拌匀，待用。

7 蒸锅上火烧开，放入蒸盘，盖上盖，用中火蒸约5分钟。

8 揭开盖，将拌好的材料放在蛋液上，摊开铺匀，用中火再蒸3分钟，取出即可。

🍲 小贴士

玉米含有的胡萝卜素和叶黄素是对眼睛十分有益的营养素，可以保护视力。

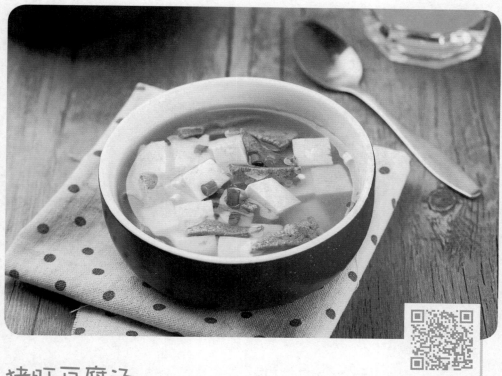

猪肝豆腐汤

● **原料**

猪肝 100 克，豆腐 150 克

● **调料**

盐 2 克，生粉 3 克，葱花、姜片各少许

● **做法**

1 锅中注水烧开，倒入洗净切块的豆腐，煮至断生。

2 放入洗净切好，并用生粉腌渍过的猪肝。

3 撒入姜片、葱花，煮至沸。

4 加少许盐，拌匀调味。

5 用小火煮约 5 分钟，至汤汁收浓。

6 关火后盛出煮好的汤料，装入碗中即可。

 小贴士

猪肝是明目护眼的好食材，搭配豆腐煮汤，不仅能改善孩子弱视等问题，还能提高机体免疫力。

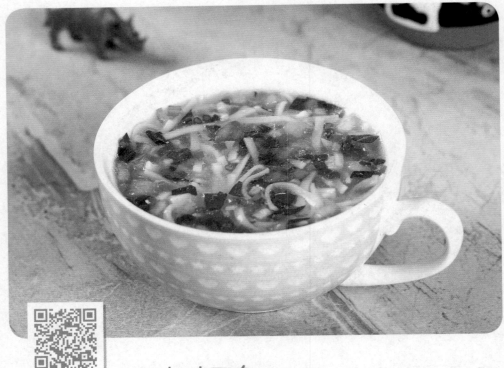

肉末碎面条

● **原料**

肉末 50 克，上海青、胡萝卜各适量，水发面条 120 克

● **调料**

盐 2 克，食用油适量，葱花少许

 小贴士

婴幼儿食用瘦肉，不仅能改善营养不良，促进营养均衡，还有护眼的作用，能改善弱视。

● **做法**

1 将去皮洗净的胡萝卜切粒，洗好的上海青切粒，面条切段。

2 把切好的食材分别装入盘中，待用。

3 用油起锅，倒入肉末，翻炒几下，至其松散、变色。

4 下入胡萝卜粒，放入切好的上海青，翻炒几下。

5 注入适量清水，翻动食材，使其均匀地散开。

6 加入盐，拌匀调味，用大火煮片刻。

7 待汤汁沸腾后下入面条，转中火煮至全部食材熟透。

8 关火后，取一个大碗，盛入煮好的面条，撒上葱花即成。

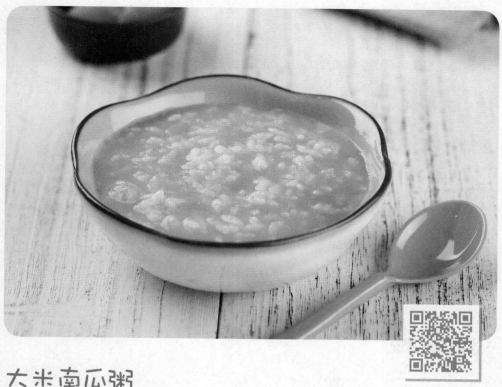

大米南瓜粥

● **原料**

南瓜、大米各 50 克

● **做法**

1 将南瓜清洗干净，削皮，切成碎粒。

2 将大米清洗干净，放入小锅中，再加入 400 毫升的水。

3 用中火烧开，转小火继续煮制 20 分钟。

4 将切好的南瓜粒放入锅中，小火再煮 10 分钟，至南瓜软烂，盛出即可。

 小贴士

南瓜有丰富的胡萝卜素、锌和糖分，且较易消化吸收，非常适合视力不好的孩子食用。

4 沙眼

沙眼是眼部结膜受沙眼衣原体感染而造成的结膜疾病，一般急性期症状为畏光、流泪、眼睛有异物感、分泌物增多等，慢性期可能仅感觉眼睛易疲劳。沙眼的防治除了培养孩子良好的眼部卫生习惯外，还要从饮食上下功夫。

饮食原则

◆给孩子的日常饮食应合理调配，保持各种营养成分均衡，并培养孩子不挑食、不偏食的饮食习惯，以保证摄入均衡的营养，这对于增强身体抵抗力，预防沙眼是非常重要的。

◆中医认为，沙眼与风热邪毒入侵人体眼部有关，所以沙眼患儿应多食具有降火清热功效的新鲜蔬菜和水果，少吃辣椒、大蒜、生姜等辛辣的食物，以免加重病症。

◆让已患有沙眼的孩子多吃维生素 B_2 含量丰富的食物，如牛奶及其制品、瘦肉、各种绿色蔬菜及海产品，有助于缓解眼睛畏光、流泪、发痒和疲劳等症状。

橙汁马蹄

● 原料
马蹄 300 克，
橙汁 20 毫升

● 调料
水淀粉 10 毫升，
白糖、食用油各
适量，葱花少许

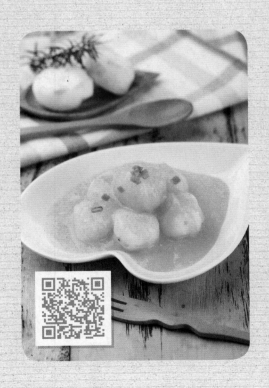

● 做法

1　锅中注水烧开，倒入洗净的马蹄，煮至熟，捞出备用。

2　锅中加入少许清水，倒入橙汁、白糖。

3　加少许食用油，拌匀调味。

4　倒入少许水淀粉，用锅勺拌匀，调成浓汁。

5　把马蹄倒入碗中，加入浓汁，用锅勺拌至入味。

6　将拌好的马蹄装入盘中，撒上少许葱花即可。

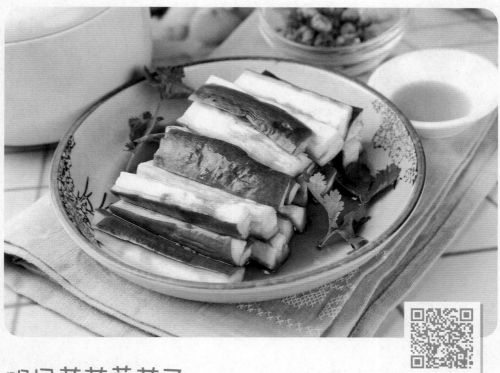

明目菊花蒸茄子

● **原料**

茄子 250 克, 菊花 5 克

● **调料**

盐 2 克, 香醋 8 毫升, 芝麻油
适量

● **做法**

1   洗净的茄子切粗条。

2   备好热水, 倒入菊花, 浸泡 3 分钟成菊花水。

3   将切好的茄子装盘, 倒入菊花水及菊花。

4   取出已烧开上汽的电蒸锅, 放入食材。

5   加盖, 调好时间旋钮, 蒸 10 分钟至熟。

6   揭盖, 取出蒸好的食材, 挑出菊花。

7   香醋中加入盐、芝麻油, 搅成调味汁。

8   将调味汁淋在蒸好的茄子上即可。

 小贴士

菊花能明目、降火; 茄子有清
热解毒作用。这道明目菊花蒸
茄子不仅风味独特, 还能改善
沙眼等眼部不适。

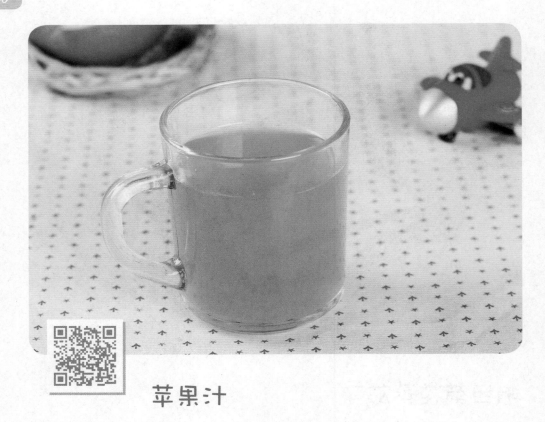

苹果汁

● 原料

苹果 90 克

● 做法

1 将洗净的苹果削去果皮，切开果肉，去除果核，将果肉切丁，备用。

2 取榨汁机，选择搅拌刀座组合，倒入苹果丁。

3 注入少许温开水，盖上盖。

4 选择"榨汁"功能，榨取苹果汁。

5 断电后倒出苹果汁，装入杯中即可。

 小贴士

苹果含有多种氨基酸、维生素、矿物质，具有促进生长发育、增强记忆力、安神护眼等功效。

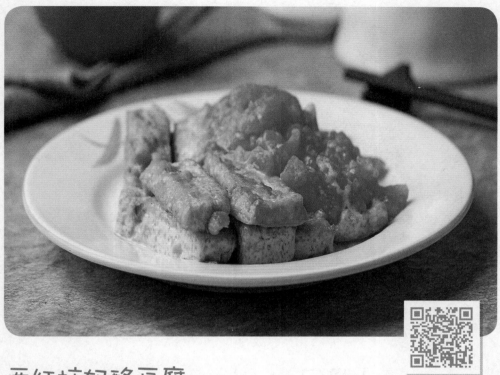

西红柿奶酪豆腐

● **原料**

西红柿 200 克，豆腐 80 克，
奶酪 35 克

● **调料**

盐少许，食用油适量

● **做法**

1　洗好的豆腐切成长方块，洗净的西红柿切成丁。

2　奶酪切片，再切条形，改切成碎末，备用。

3　煎锅置于火上，淋入少许食用油烧热。

4　放入豆腐块，用小火煎出香味。

5　翻转豆腐块，晃动煎锅煎至两面呈金黄色。

6　撒上奶酪碎，倒入西红柿，撒上少许盐，略煎至食材入味。

7　关火后将炒好的食材盛出，装入盘中即可。

 小贴士

西红柿有生津止渴、开胃消食、清热解毒等功效，可有效减轻沙眼的不适症状。

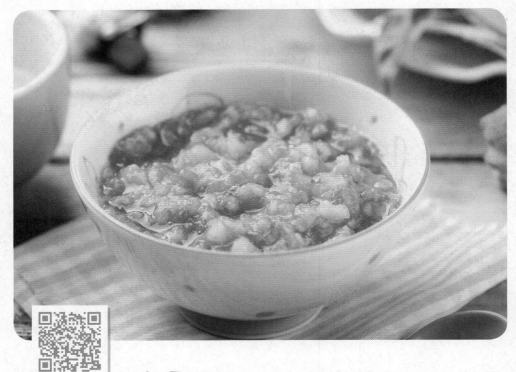

水果泥

● **原料**

哈密瓜 120 克，西红柿 150 克，香蕉 70 克

● **做法**

1　洗净去皮的哈密瓜去籽，切成小块，剁成末。

2　洗好的西红柿切开，切成小瓣，再剁成末，备用。

3　香蕉去除果皮，把果肉压碎，剁成泥，备用。

4　取一个干净的大碗，倒入西红柿、香蕉。

5　放入哈密瓜，搅拌片刻使其混合均匀。

6　取一个干净的小碗，盛入拌好的水果泥即可。

 小贴士

哈密瓜含有苹果酸、果胶、维生素及钙、磷、铁等营养成分，有解毒消炎之效，适合沙眼的患儿食用。

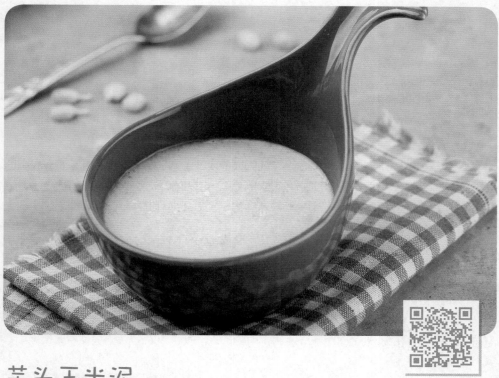

芋头玉米泥

● **原料**

香芋 150 克，鲜玉米粒 100 克，
配方奶粉 15 克

● **调料**

白糖 4 克

● **做法**

1　将去皮洗净的香芋切成片。

2　把切好的香芋片、玉米粒放入烧开的蒸锅中。

3　加盖，用中火蒸熟；揭盖，把蒸熟的香芋和玉米粒取出。

4　把熟香芋倒在砧板上，用刀压成末，装入碗中备用。

5　取榨汁机，选搅拌刀座组合，把玉米粒倒入杯中，加入配方奶粉。

6　选择"搅拌"功能，搅打成泥，倒入碗中，备用。

7　汤锅注水，倒入玉米泥、白糖，搅拌片刻，调成中火，煮沸。

8　倒入香芋泥，持续搅拌，煮成芋头玉米泥，倒入碗中即成。

小贴士

玉米含有丰富的叶黄素和玉米黄质，可以吸收进入眼球内的有害光线，保持视力的健康。

S 干眼症

干眼症是眼睛分泌泪液的质或量出现异常，引起泪膜不稳定及眼球表面损害，导致眼部常有干涩、灼热或异物感、畏光、视疲劳等不适症状的眼部疾病，严重的还会引起角膜溃疡、视力受损等后遗症。家长除了要做好日常保健，还要注意从饮食上调护。

饮食原则

◆可以让孩子多吃猕猴桃、胡萝卜、西红柿等含叶黄素丰富的食物。叶黄素有较强的抗氧化和过滤蓝光的作用，对保护眼睛有显著效果，可以缓解眼疲劳、眼睛干涩等症状。

◆让孩子适当吃点儿山楂、青梅等酸味食物，酸味食物可滋补肝阴，有助于防止肝火过旺引起眼睛干涩。

◆多吃有明目润燥功效的食物，有助于缓解眼睛干涩、视物模糊、眼疲劳等症状，如核桃、枸杞、动物肝脏、香蕉、桑葚等。

西红柿稀粥

● **原料**
水发米碎 100 克，
西红柿 90 克

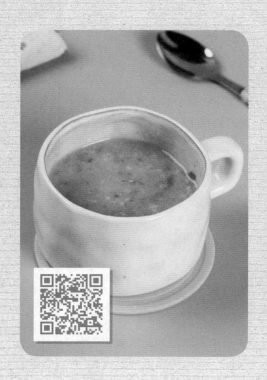

● **做法**

1 将洗好的西红柿切开，再切成小块，去皮，去籽，装盘待用。

2 取榨汁机，选择搅拌刀座组合，倒入西红柿，注入少许温开水。

3 盖好盖，通电后选择"榨汁"功能，榨取汁水，倒入碗中，备用。

4 砂锅中注水烧开，倒入米碎，拌匀。

5 盖上盖，烧开后用小火煮约 20 分钟至熟。

6 揭盖，倒入西红柿汁，搅拌均匀。

7 盖上盖，再用小火煮约 5 分钟。

8 关火后揭开盖，将稀粥盛入杯中即可。

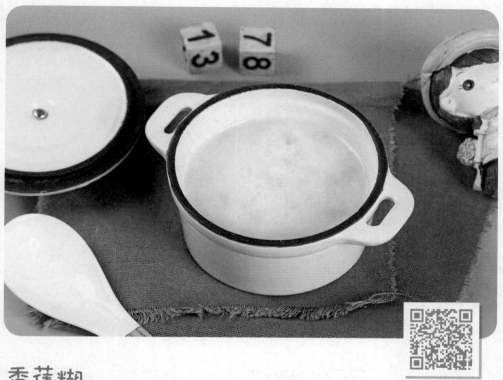

香蕉糊

● **原料**

香蕉1根，牛奶适量

● **做法**

1 将香蕉剥去皮，再用小勺将它捣碎，研成泥状。
2 把捣好的香蕉泥放入小锅里，加2勺牛奶，调匀。
3 用小火煮2分钟左右，边煮边搅拌。
4 出锅，将煮好的香蕉糊装入碗中即可。

 小贴士

香蕉是具有明目润燥功效的食物，有助于缓解眼睛干涩、视物模糊、眼疲劳等症状。

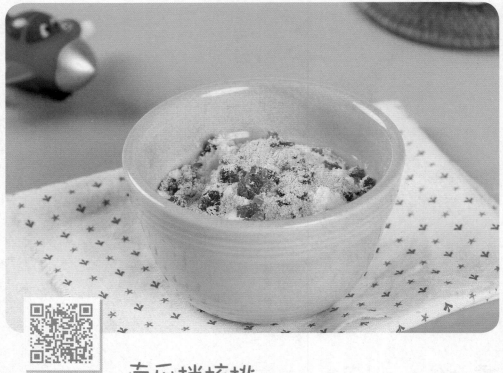

南瓜拌核桃

● **原料**

南瓜 120 克，土豆 45 克，配方奶粉 10 克，核桃粉 15 克，葡萄干 20 克

● **做法**

1　将去皮洗净的土豆切片，去皮洗好的南瓜切片，洗净的葡萄干剁成末。

2　把切好的南瓜和土豆装在蒸盘中，待用。

3　蒸锅上火烧开，放入蒸盘。

4　盖上锅盖，用中火蒸约 15 分钟至食材熟软。

5　关火后揭开盖，取出蒸好的南瓜和土豆，凉凉备用。

6　取一个大碗，倒入南瓜和土豆，用勺子捣烂，再压成泥。

7　撒上配方奶粉，放入切好的葡萄干，再倒入核桃粉，拌匀。

8　将拌好的南瓜土豆泥装入小碗中，摆好盘即可。

小贴士

核桃粉是用核桃仁精磨而成的，其营养物质更易被人体吸收，能缓解眼疲劳、眼睛干涩等症状。

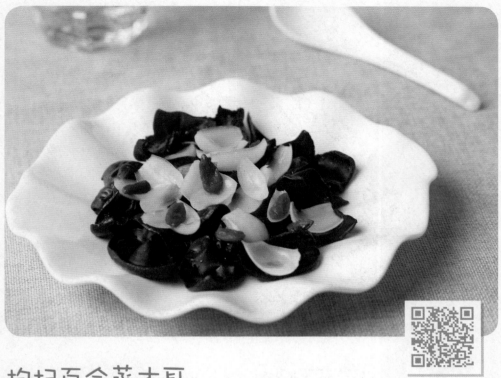

枸杞百合蒸木耳

● **原料**

百合 50 克，枸杞 5 克，水发
木耳 100 克

● **调料**

盐 1 克，芝麻油适量

● **做法**

1 取空碗，放入泡好的木耳，倒入洗净的百合。
2 加入洗净的枸杞，淋入芝麻油，加入盐，拌匀。
3 将拌好的食材装盘。
4 备好已注水烧开的电蒸锅，放入食材。
5 加盖，调好时间旋钮，蒸 5 分钟至熟。
6 揭盖，取出蒸好的枸杞百合蒸木耳即可。

 小贴士

木耳、枸杞、百合都是含有多
种维生素和矿物质的营养食
材，其中，枸杞能滋肝明目，
改善眼部干涩。

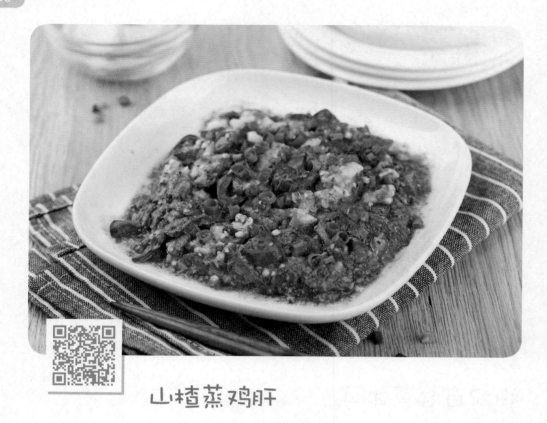

山楂蒸鸡肝

● **原料**

山楂 50 克，山药 90 克，鸡肝 100 克，水发薏米 80 克

● **调料**

盐 2 克，白醋 4 毫升，芝麻油 2 毫升，食用油适量，葱花少许

● **做法**

1 将洗净去皮的山药切丁；洗好的山楂去核，切块；处理干净的鸡肝切片。

2 取榨汁机，选择干磨刀座组合，将洗好的薏米倒入干磨杯中，加入山楂、山药。

3 选择"干磨"功能，将食材磨碎，装入碗中，加入鸡肝。

4 放入盐、白醋，搅拌匀，淋入适量芝麻油，拌匀。

5 将拌好的食材装入盘中，放入烧开的蒸锅中。

6 盖上盖，用大火蒸 5 分钟，至食材熟透。

7 揭开盖，把蒸熟的食材取出。

8 撒上葱花，淋上少许热油即可。

小贴士

鸡肝含有的维生素A能保护眼睛，维持正常视力，防止眼睛干涩、疲劳。

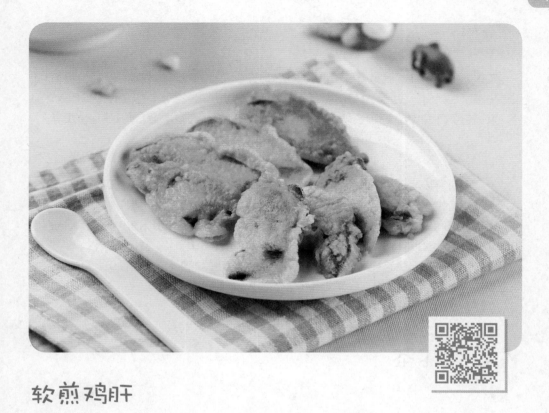

软煎鸡肝

- **原料**

鸡肝 80 克，蛋清 50 毫升，面粉 40 克

- **调料**

盐 1 克，料酒 2 毫升，食用油适量

- **做法**

1　汤锅中注入适量清水，放入洗净的鸡肝，加少许盐、料酒。

2　盖上盖，烧开后煮 5 分钟至鸡肝熟透。

3　揭盖，把煮熟的鸡肝取出，放凉后切成片。

4　把面粉倒入碗中，加入蛋清，搅拌均匀，制成面糊。

5　煎锅注油烧热，将鸡肝裹上面糊，放入煎锅中。

6　用小火煎约 1 分钟，煎出香味。

7　翻面，略煎至鸡肝熟，取出装盘即可。

 小贴士

孩子常吃鸡肝，能保护眼睛，维持正常视力，防止眼睛干涩、疲劳，还能维持健康的肤色。

6 红眼病

红眼病的典型症状就是"红眼"，即眼睛红肿、充血。这种病的传染性特别强，如果孩子患了红眼病，在症状减轻前家长先不要让他去幼儿园或学校，以免传染给他人。另外，家长除了遵医嘱给孩子用药，合理调配饮食也很重要，这样才能帮助孩子尽快康复。

饮食原则

◆食用有清热解毒、祛风除湿功效的食物，如冬瓜、南瓜、绿豆、西瓜等，有助于缓解孩子眼睛红肿、充血的症状。

◆患病期间，由于眼部不适，孩子可能出现食欲减退，家长可以通过丰富食物的造型来增加孩子的食欲，保证营养供给，帮助孩子尽快痊愈。

◆B族维生素是关系视神经健康的重要物质，有保护结膜、角膜的作用，可让孩子多吃豆类、谷物、鱼类、瘦肉、蔬菜及海产品等食物，补充B族维生素。

枸杞菊花茶

● 原料

枸杞、菊花各3克，
甘草、淡竹叶各2克

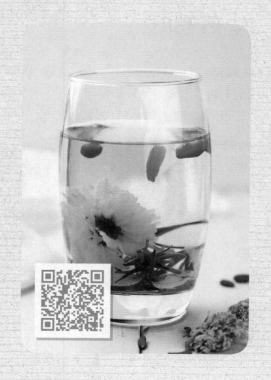

● 做法

1　往杯中倒入开水，温杯后弃水不用。
2　将枸杞、菊花、甘草、淡竹叶一起放入杯中。
3　倒入适量开水，刚好没过茶材。
4　轻轻摇晃茶杯，将第一次茶水倒出。
5　倒入适量开水，泡5分钟后即可饮用。

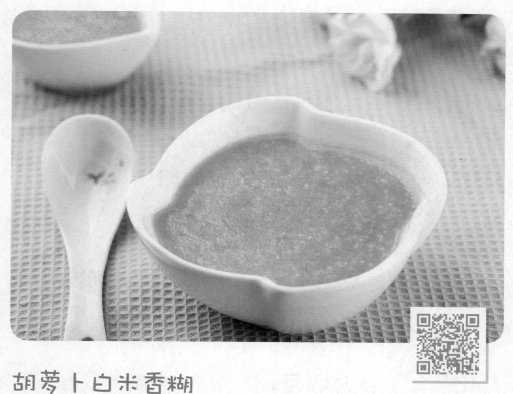

胡萝卜白米香糊

● **原料**

胡萝卜100克，大米65克

● **调料**

盐2克

 小贴士

胡萝卜含有的胡萝卜素进入人体后，可转变为维生素A，有保护眼睛、抵抗传染病的功能，能预防红眼病。

● **做法**

1 将洗好的胡萝卜对半切开，改切成丁，装入盘中备用。

2 取榨汁机，选搅拌刀座组合，把胡萝卜放入杯中。

3 加入适量清水，盖上盖，选择"搅拌"功能，将胡萝卜榨成汁。

4 把胡萝卜汁倒入碗中，备用。

5 再取榨汁机，选干磨刀座组合，将洗好的大米倒入干磨杯中。

6 选择"干磨"功能，将大米磨成米碎，盛出备用。

7 奶锅置于火上，倒入胡萝卜汁，用大火煮沸，轻轻搅拌几下。

8 倒入米碎，拌煮成米糊，调入适量盐，快速搅拌至入味，盛出即可。

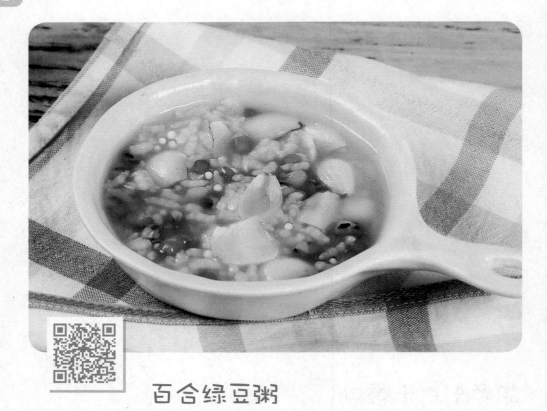

百合绿豆粥

- **原料**

水发大米 80 克，水发绿豆 50 克，水发小西米 30 克，水发百合 15 克

- **调料**

冰糖适量

- **做法**

1 取电饭锅，倒入大米、绿豆、小西米、百合、冰糖。

2 注入适量清水至水位线 1。

3 盖上盖，按"功能"键，选择"八宝粥"功能，开始蒸煮。

4 按"取消"键开盖，稍稍搅拌至入味。

5 盛出煮好的粥，装入碗中即可。

小贴士

百合和绿豆都是有清热解毒、祛风除湿功效的食物，有助于缓解孩子眼睛红肿、充血的症状。

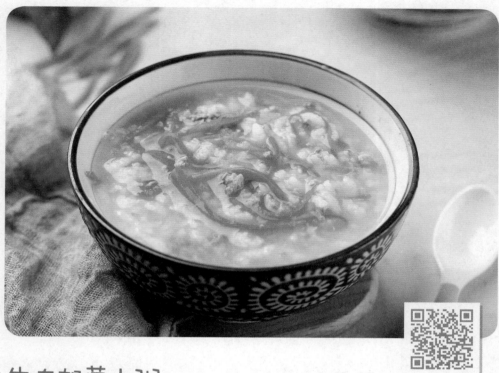

牛肉胡萝卜粥

● 原料

水发大米 80 克，胡萝卜 40 克，
牛肉 50 克

● 做法

1 洗净的胡萝卜切丝，洗好的牛肉切片。

2 沸水锅中倒入牛肉，汆去血水，捞出沥干，装碟放凉。

3 将放凉的牛肉切碎。

4 砂锅注入少许清水，烧热，倒入切碎的牛肉。

5 放入泡好的大米，炒约 2 分钟至食材转色。

6 放入切丝的胡萝卜，炒至断生，注水，搅匀。

7 加盖，用大火煮开后转小火煮 30 分钟至食材熟软。

8 揭盖，搅拌一下，关火后盛出煮好的粥，装碗即可。

 小贴士

胡萝卜含有淀粉、葡萄糖、胡萝卜素、维生素A、钾、钙等营养成分，具有保护视力、清理肠道等作用。

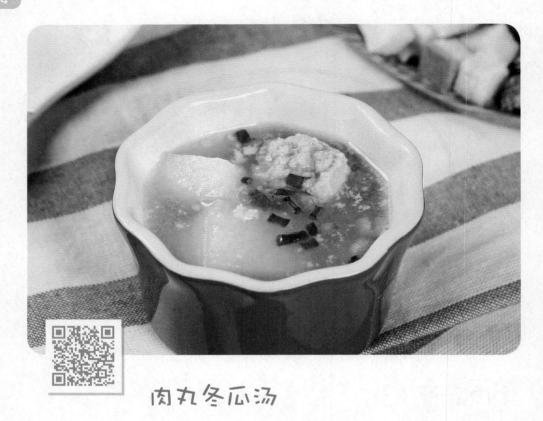

肉丸冬瓜汤

● **原料**

冬瓜 500 克，五花肉末 250 克

● **调料**

盐 3 克，鸡粉 2 克，淀粉、葱
花各 10 克

● **做法**

1 洗净的冬瓜切小块。

2 五花肉末装碗，倒入盐、鸡粉、淀粉，腌渍入味。

3 将腌好的肉末捏成肉丸，装碗待用。

4 取出电饭锅，打开盖子，通电后倒入肉丸。

5 放入切好的冬瓜，倒入适量清水至没过食材。

6 盖上盖子，按下"功能"键，调至"蒸煮"状态，
煮 20 分钟。

7 按下"取消"键，打开盖子，倒入葱花，搅拌均匀。

8 断电后将煮好的汤装碗即可。

小贴士

冬瓜清热解毒、祛风除湿，猪
肉所含的 B 族维生素是关系视
神经健康的重要物质，两者搭
配，有保护结膜、角膜的作用。

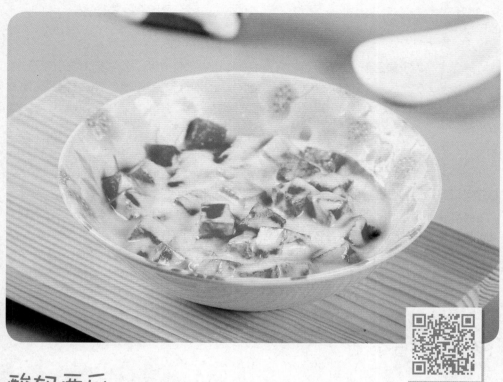

酸奶西瓜

● **原料**

西瓜 350 克，酸奶 120 克

● **做法**

1　西瓜对半切开，改切成小瓣。

2　取出果肉，改切成小方块，备用。

3　取一个干净的盘子，放入切好的西瓜果肉，码放
　　整齐。

4　将备好的酸奶均匀地淋在西瓜上即可。

 小贴士

西瓜含有蛋白质、B族维生素、
有机酸等成分，具有清热解
暑、除烦解渴等功效，能改善
红眼病的不适症状。

夜盲症

近年来，由于缺乏维生素A导致的夜盲症在儿童中比较常见。患有夜盲症的孩子，夜间视力极差，在光线昏暗的环境下不能看到物体，给夜间行动带来很多不便，而且容易发生意外。正确的饮食调养对防治夜盲症有一定的帮助。

饮食原则

◆一般由维生素 A 缺乏引起的夜盲症多为暂时现象，只要充分补充维生素 A 就能痊愈，孩子可以多吃动物肝脏、蛋黄、乳类和新鲜蔬菜等，补充维生素 A 及类胡萝卜素。

◆让孩子摄入充足的锌。锌具有维持视网膜色素上皮的正常组织状态，维护正常视力功能的作用，有助于防治后天性夜盲。锌含量丰富的食物有肉类、贝类、蛋、杂粮等。

◆研究发现，夜盲症也与热量和蛋白质摄入不足有密切关系，所以，家长要为孩子补充足够的蛋白质和热量，可以让孩子多吃瘦肉、鱼、豆制品、蛋、牛奶等食物。

双花山楂茶

● 原料
金银花 15 克，山
楂干 25 克，菊花
10 克

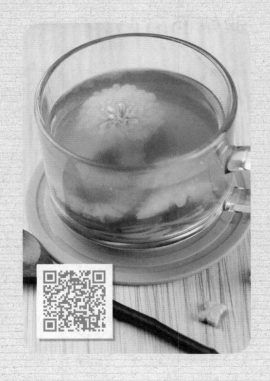

● 做法

1 取一碗清水，倒入金银花、山楂干和菊花，清洗干净。
2 捞出材料，沥干水分，放在盘中，待用。
3 汤锅置火上，倒入洗好的材料，注入适量清水。
4 盖上盖，烧开后用小火煮约 20 分钟，至材料析出有效成分。
5 揭盖后关火，盛出煮好的山楂茶，装入茶杯中即成。

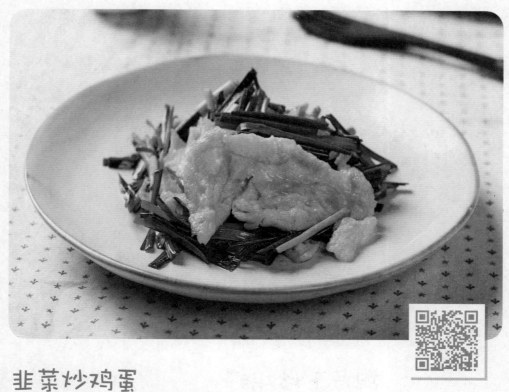

韭菜炒鸡蛋

● **原料**

韭菜 120 克，鸡蛋 2 个

● **调料**

盐 2 克，鸡粉 1 克，食用油适量

● **做法**

1 将洗净的韭菜切成约 3 厘米长的段。

2 鸡蛋打入碗中，加入少许盐、鸡粉。

3 用筷子朝一个方向搅散。

4 炒锅热油，倒入蛋液炒至熟，盛出备用。

5 锅中留底油，倒入韭菜翻炒半分钟。

6 加入盐、鸡粉，炒至韭菜熟透。

7 倒入炒好的鸡蛋，翻炒均匀。

8 将炒好的韭菜鸡蛋盛入盘中即成。

 小贴士

韭菜有生津开胃、增强食欲、促进消化的作用，尤其适宜夜盲症、皮肤粗糙、便秘、干眼症患儿食用。

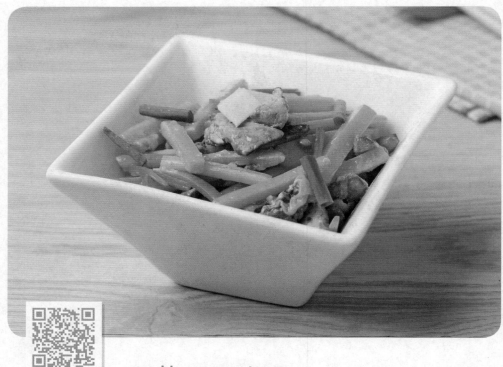

胡萝卜炒鸡肝

● **原料**

鸡肝 200 克，胡萝卜 70 克，
芹菜 65 克

● **调料**

盐、鸡粉各 3 克，料酒 8 毫升，
水淀粉 3 毫升，食用油适量，
姜片、蒜末、葱段各少许

 小贴士

鸡肝和胡萝卜都是日常护眼食
材，搭配同炒，可辅助治疗小
儿营养不良、夜盲症等。

● **做法**

1 将洗净的芹菜切成段，去皮洗好的胡萝卜切条。

2 将洗好的鸡肝切片，装碗，加盐、鸡粉、料酒，
   腌至入味。

3 锅中注水烧开，加盐、胡萝卜条，焯至八成熟，捞出，
   备用。

4 把鸡肝片倒入沸水锅中，汆至转色，捞出待用。

5 用油起锅，放入姜片、蒜末、葱段，爆香。

6 倒入鸡肝片，拌炒匀，淋入料酒，炒香。

7 倒入胡萝卜、芹菜，加盐、鸡粉，炒匀调味。

8 倒入适量水淀粉，勾芡，将炒好的食材盛出，装
   入碗中即可。

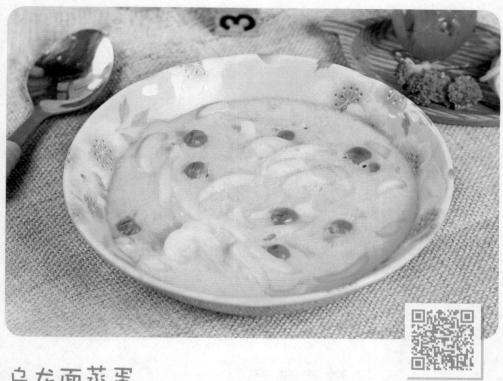

乌龙面蒸蛋

● **原料**

乌龙面 85 克，鸡蛋 1 个，水发
豌豆 20 克，上汤 120 毫升

● **调料**

盐 1 克

● **做法**

1 砂锅中注入适量清水烧开，放入洗净的豌豆。

2 盖上盖，用中火煮约 10 分钟，至其断生。

3 揭盖，捞出豌豆，待用。

4 将乌龙面切段；鸡蛋打入碗中，搅散、调匀。

5 加入少许上汤，拌匀。

6 倒入乌龙面、豌豆，加少许盐、拌匀，待用。

7 取一蒸盘，倒入拌好的材料，备用。

8 蒸锅上火烧开，放入蒸盘，加盖，用中火蒸约 10 分钟；揭盖，取出即可。

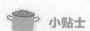 **小贴士**

乌龙面易于消化吸收，含有蛋白质、糖类等营养成分，能为孩子补充足够的蛋白质和热量，预防夜盲症。

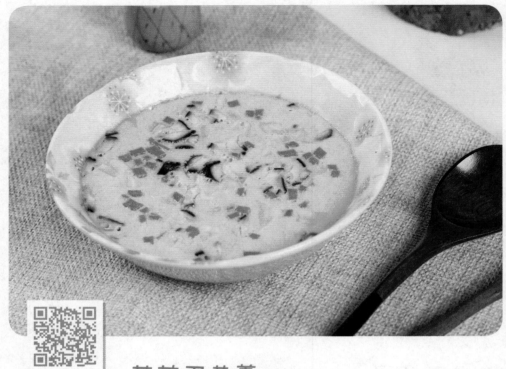

蔬菜蛋黄羹

● **原料**

包菜 100 克，胡萝卜 85 克，
鸡蛋 2 个，香菇 40 克

● **做法**

1 将洗净的香菇去蒂，切粒；洗好的胡萝卜切粒；
   洗净的包菜切片。
2 锅中注水烧开，倒入胡萝卜，煮 2 分钟。
3 放入香菇、包菜，拌匀，煮至熟软，捞出沥干，
   待用。
4 鸡蛋取蛋黄，装入碗中，注入少许温开水，拌匀。
5 放入焯过水的材料，拌匀。
6 取一蒸盘，倒入拌好的材料，待用。
7 蒸锅上火烧开，放入蒸盘。
8 盖上盖，用中火蒸 15 分钟至熟；揭盖，取出
   即可。

 小贴士

蛋黄含有脂溶性维生素、单不
饱和脂肪酸、卵磷脂、磷、铁
等营养成分，具有促进大脑和
骨骼发育、保护眼睛等功效。

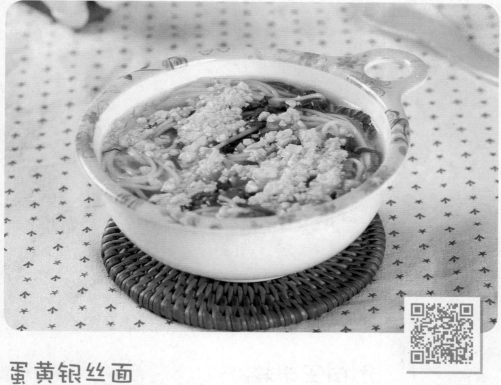

蛋黄银丝面

● **原料**

小白菜 100 克，面条 75 克，
熟鸡蛋 1 个

● **调料**

盐 2 克，食用油少许

● **做法**

1　锅中注入适量清水烧开，放入洗净的小白菜，煮
　　约半分钟。

2　待小白菜八分熟时捞出，沥干水分，放凉备用。

3　把面条切成段，再把放凉后的小白菜切成粒。

4　熟鸡蛋剥取蛋黄，压扁后切成细末。

5　汤锅注水烧开，下入面条，搅拌匀，使其散开。

6　用大火煮沸后放入少许盐，再注入适量食用油。

7　盖上盖子，用小火煮约 5 分钟至面条熟软。

8　取下盖子，倒入小白菜，搅拌几下，续煮至全部
　　食材熟透。

9　关火后盛出面条和小白菜，放在碗中，撒上蛋黄
　　末即成。

小贴士

蛋黄的维生素A含量丰富，孩子
常吃，能预防和改善由维生素A
缺乏引起的夜盲症。

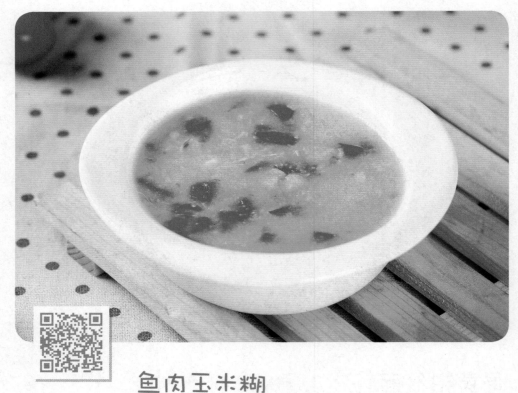

鱼肉玉米糊

● **原料**

草鱼肉 70 克，玉米粒 60 克，
水发大米 80 克，圣女果 75 克

● **调料**

盐少许，食用油适量

 小贴士

玉米含有蛋白质、脂肪、维生
素、微量元素、纤维素及多糖
等成分，对人的视力十分有
益，适合夜盲症患儿食用。

● **做法**

1. 汤锅中注水烧开，放入洗好的圣女果，烫煮半分钟。
2. 把圣女果捞出，去皮，切成小块，再切成粒，剁碎。
3. 将洗净的草鱼肉切成小块，洗好的玉米粒切碎。
4. 用油起锅，倒入鱼肉，煸炒出香味。
5. 倒入适量清水，盖上盖，用小火煮 5 分钟至熟。
6. 揭盖，用锅勺将鱼肉压碎，把鱼汤滤入汤锅，放入大米、玉米碎，拌匀。
7. 盖上盖，用小火煮 30 分钟至食材熟烂。
8. 揭盖，下入圣女果，加盐，拌匀煮沸，盛出即可。